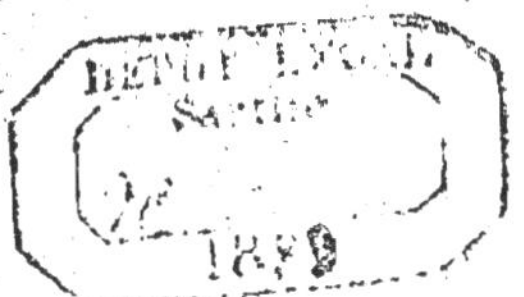

DE LA TRÉPANATION

DANS L'ÉPILEPSIE

Par Henry DUMAS

DOCTEUR EN MÉDECINE DE LA FACULTÉ DE PARIS

PARIS

G. STEINHEIL, ÉDITEUR

2, rue Casimir-Delavigne, 2

1889

DE LA TRÉPANATION

DANS L'ÉPILEPSIE

DE LA TRÉPANATION

DANS L'ÉPILEPSIE

Par Henry DUMAS

DOCTEUR EN MÉDECINE DE LA FACULTÉ DE PARIS.

PARIS

G. STEINHEIL, ÉDITEUR

2, rue Casimir-Delavigne, 2

1889

AVANT-PROPOS

L'épilepsie est une affection contre laquelle, de
tout temps, les efforts de la thérapeutique ont été
dirigés : les divers traitements qui se sont succédés
dans la faveur des médecins ont eu plus ou moins
de vogue, plus ou moins de succès et à part quel-
ques-uns, qui ont une place justement acquise par
de véritables cures, ont fini par tomber en désué-
tude. Nous ignorons tout ou presque tout de cette
terrible maladie, il faut bien l'avouer, et la médication qui nous a donné, jusqu'à présent, le plus de
succès (nous voulons parler de la médication bromurée), est appliquée empiriquement. Jamais, avant
ces dernières années, le traitement chirurgical
n'avait été dirigé, d'une façon rationnelle, contre
l'affection qui nous occupe : nous verrons cependant
qu'autrefois la trépanation avait, semble-t-il,
été employée contre elle, mais plutôt dans un but
mystique que dans une intention vraiment thérapeutique.

Actuellement, la trépanation, naguère encore en
butte à des attaques passionnées, a repris droit de

cité, grâce à la connaissance des localisations cérébrales et à la méthode antiseptique : c'est cette
opération que nous voulons proposer contre le mal
comitial.

Nous voulons, dans ce modeste travail, essayer
de démontrer que certains cas, assez bien définis,
d'épilepsie dite idiopathique et l'immense majorité,
nous pourrions dire la totalité des cas d'épilepsie
dite symptomatique, sont justiciables de l'application
du trépan.

Pour ce qui a trait à cette seconde série de cas
à peu près tout le monde médical est de notre avis
et cette proposition ne soulèvera aucune objection.
Il n'en est pas de même pour les cas d'épilepsie
essentielle ; il y a peu d'années encore, l'opération
que nous proposons paraissait une monstruosité,
et nous connaissons peu de chirurgiens qui actuellement oseraient l'entreprendre. Cependant, comme
les meilleurs arguments sont sans valeur devant
un fait bien observé, serait-il seul, au risque d'être
taxé de témérité, nous ne nous laisserons pas
effrayer et nous voulons ici :

1° Faire voir l'innocuité du trépan quand il est
appliqué antiseptiquement ;

2° Démontrer, avec preuves à l'appui de notre
assertion, que la trépanation a guéri ou considérablement amélioré des cas d'épilepsie dans la
cure desquels tout traitement avait échoué.

Un premier chapitre contiendra l'historique de la question. Nous étudierons ensuite les localisations cérébrales, nous bornant à indiquer les centres moteurs dont la connaissance est certaine ; nous ajouterons quelques mots sur les notions de topographie crânio-cérébrale, indispensables pour la bonne conduite de l'opération. Le manuel opératoire fera l'objet d'un troisième chapitre. Nous attirerons particulièrement l'attention sur le manuel opératoire qui a subi, pendant ces dernières années, des modifications profondes.

Nous citerons ensuite les observations que nous possédons, en les faisant suivre de réflexions particulières pour chacune d'entre elles et de considérations générales.

Un Index bibliographique, dans lequel on trouvera les sources où nous avons puisé, terminera cette étude.

Nous sommes heureux que l'usage nous permette ici de remercier publiquement notre maître, M. J.-L. Championnière, qui, avec une complaisance sans égale, a guidé notre inexpérience et nous a autorisé à publier un grand nombre d'observations à lui personnelles et qui, pour la plupart, sont inédites ; si ce travail a quelque mérite aux yeux du lecteur, c'est à lui que nous le devrons, nous le disons bien haut.

Que M. Duchamp, professeur agrégé à la Faculté de Lyon, chirurgien de l'Hôtel-Dieu de Saint-Etienne, dont nous avons eu l'honneur d'être l'interne provisoire, veuille bien agréer nos remerciements pour les excellentes leçons qu'ils nous a prodiguées.

M. Guinard, ancien chef de clinique à la Faculté, notre compatriote, a droit à toute notre reconnaissance pour les précieux conseils qu'il nous a donnés.

Nous sommes aussi particulièrement reconnaissant à notre cher maître, M. le Dr Aug. Ollivier, médecin de l'hôpital des Enfants, qui, dès le début de nos études, nous a comblé des marques de son affection

Que nos maîtres dans les hôpitaux de Paris, MM. Félizet, du Castel et Pinard, veulent bien agréer l'hommage de notre gratitude. Nous prions enfin M. le professeur Farabeuf d'accepter nos remerciements pour l'honneur qu'il nous fait en présidant notre thèse.

CHAPITRE PREMIER

HISTORIQUE

L'origine de la trépanation remonte à la plus haute antiquité. Autrefois (et cet autrefois n'est pas très loin de nous), on se contentait de rappeler qu'elle existait déjà du temps d'Hippocrate et que, même dès cette époque, c'était une opération assez bien réglée ; mais des observations récentes sont venues nous apprendre qu'elle était fréquemment pratiquée dans les temps préhistoriques, à l'âge de pierre.

Le mémoire de M. Prunières sur les crânes perforés et les rondelles crâniennes de l'époque néolithique, lu au congrès de Lille en 1874, le mémoire de M. J. de Baye, publié en 1876 et qui a pour titre *La Trépanation préhistorique*, contiennent à ce sujet les documents les plus complets.

Enfin, le mémoire de Broca, publié en 1876, éclaire d'une vive lumière l'histoire de la trépanation et des amulettes crâniennes à l'époque néolithique.

Nous avons étudié attentivement ces divers documents et demandons la permission d'y faire de larges emprunts.

Les crânes perforés ont été trouvés soit dans les dolmens de la Lozère, par le Dr Prunières de Marvejols, soit dans les grottes de Baye (Marne), par M. J. de Baye : la trépanation a été faite soit après la mort, soit pendant la vie. Nous nous occuperons uniquement de ce dernier cas, qui seul intéresse le point de vue spécial auquel nous nous sommes placé dans cette étude.

L'homme de l'âge de pierre pratiquait la trépanation. Quel pouvait en être le but, se demande Broca ?

« Ce ne pouvait être que le traitement de quel-
« que maladie de la tête et, comme on ne trouve
« jamais sur les crânes opérés la plus petite trace
« d'une ancienne fracture, on peut en conclure que
« les « chirurgiens » de ce temps ne traitaient pas
« ainsi, comme le firent plus tard les Grecs et
« comme nous le faisons aujourd'hui, des cas de
« chirurgie traumatique, et que leur art s'adressait
« exclusivement à des maladies spontanées, à celles
« que nous appelons médicales. Il est bien proba-
« ble dès lors que les indications de l'opération se
« rapportaient à l'idée que l'on se faisait alors de
« certaines affections de la tête ou de certains
« troubles nerveux, tels que l'épilepsie, l'idiotie, les
« convulsions, l'aliénation mentale, etc. Ces affec-

« tions, que la science considère comme naturelles,
« ont toujours vivement frappé l'imaginaon du
« vulgaire et ont été attribuées à des causes divines,
« à des démons, à des possessions, etc.....

« Pourquoi les « chirurgiens » de l'époque néo-
« lithique trépanaient-ils presque exclusivement

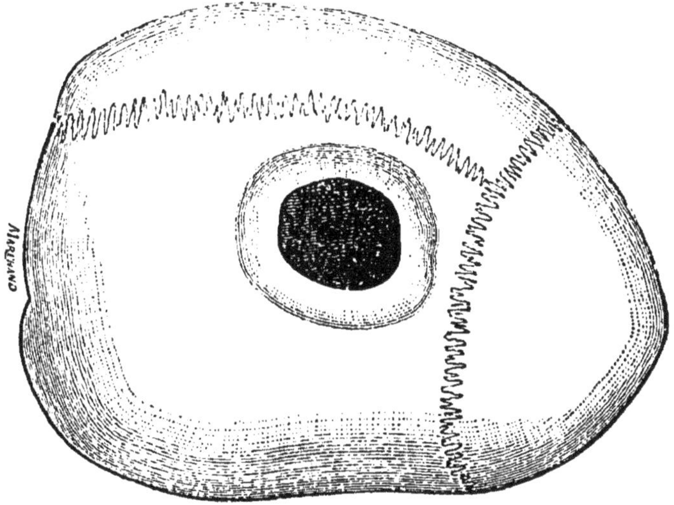

FIGURE 1. — Pièce obtenue par la trépanation faite à l'aide du silex par perforations
successives.

Figure empruntée au Mémoire de M. J.-L. CHAMPIONNIÈRE, *La Trépanation* (1878)

« des enfants? Cela pouvait tenir sans doute à
« quelque théorie plus ou moins médicale sur la
« nature des maladies; mais il est fort probable
« aussi que l'outillage chirurgical ne fût pas suffi-

« sant pour ouvrir aisément le crâne dur et épais
« des adultes. Le procédé usité aujourd'hui chez
« les sauvages est celui de raclâge, et c'était très
« probablement ainsi que se faisaient les trépana-
« tions préhistoriques pratiquées pendant la vie. »

Nous laissons à Broca la responsabilité de cette
assertion qui nous paraît fausse : en effet il est
incontestable qu'il existait un autre mode de trépanation : nous en avons la preuve dans les nombreuses rondelles crâniennes qui étaient enlevées
après la mort et destinées à servir d'amulettes (1).

Il est probable que la trépanation devait aussi
se faire à l'aide de la tarière : ce mode opératoire
est du reste, comme nous le montrons plus loin,
usité actuellement par les Thoubibes algériens :
pourquoi n'aurait-on pas pu faire avec un silex
taillé ce qu'on fait maintenant encore avec un clou?

M. Lucas Championnière a tenu à démontrer
expérimentalement la possibilité de cette opération,
et il a pu, avec un silex brut, trépaner le crâne très
dur et très résistant d'un homme adulte. L'expé-
rience est relatée tout au long dans son mémoire
sur *La Trépanation*, paru en 1878 : une figure
ci-jointe représente la pièce obtenue : les bords du
trou ont, comme on peut le voir, une assez grande
régularité.

(1) La découverte des trépanations posthumes appartient à M. Prunières de Marvejols.

Nous croyons donc qu'il existait deux modes opératoires, cependa... nous inclinons à penser que celui démontré expérimentalement par M. Championnière devait être plus commun à cause de sa plus grande rapidité.

Quel que soit du reste le mode usité alors, il est certain que l'opération visait uniquement (au début) les convulsions, accès épileptiformes, névralgies et accidents nerveux de toutes sortes.

Par la suite, les sujets guéris par la trépanation ou malgré la trépanation, devinrent des êtres sacrés, entourés d'un respect religieux, et des fragments de leur crâne, découpés après leur mort, étaient portés comme amulettes.

Cette supposition n'expliquerait pas, seule, la grande quantité des crânes trépanés trouvés dans les cavernes ou les dolmens; aussi il est possible que, par suite d'une association d'idées assez naturelles, l'opération du trépan ait été pratiquée comme initiation religieuse.

Broca pense, et M. Championnière admet cette manière de voir, que la tonsure actuelle des prêtres serait un reste de cette ancienne coutume religieuse : pas un auteur chrétien n'a pu donner un motif raisonnable de cette pratique.

Quoi qu'il en soit, dans le début, la trépanation a dû être employée dans un but thérapeutique, et ce n'est que par la suite des temps qu'elle aurait été pratiquée dans des vues religieuses. Du reste, comme on l'a très bien remarqué, « au berceau du monde, Médecine, Sorcellerie et Religion ne font qu'un. »

Voici le résumé des conclusions de Broca :

1º La trépanation se faisait sur le vivant par le procédé de raclage ;

2º Elle ne se pratiquait que sur les enfants.

3º Elle était motivée par des maladies internes de causes mystiques.

Cette troisième proposition de Broca s'appuie sur ce fait, que plusieurs des crânes opérés étaient manifestement asymétriques et l'on sait la fréquence de l'asymétrie du crâne chez les épileptiques.

Ce mode de traitement des convulsions existe encore intact chez diverses peuplades sauvages. Nous trouvons en effet dans la *Gazette hebdomadaire de Médecine et de Chirurgie*, à la date du 17 avril 1874, la note suivante :

« Dans quelques îles de la Mer du Sud, les sages
« se sont imaginé que les maux de tête, les névral-
« gies, les vertiges et autres affections analogues,
« provenaient d'une fente du crâne ou de la pres-
« sion du crâne sur la cervelle. Le remède qu'ils
« ont inventé consiste à faire dans le cuir chevelu
« une incision en forme de T, et à racler le crâne
« lui-même avec un morceau de verre cassé,
« jusqu'à ce que la dure-mère soit atteinte et qu'un

« trou large comme une pièce de 5 francs soit
« ouvert.

« Dans la moitié des cas, le patient succombe à
« l'opération. S'il survit, on bouche le trou avec
« un morceau de noix de coco très mince et très
« poli qu'on emboîte sous le cuir chevelu. Un re-
« mède analogue est employé contre les rhuma-
« tismes. L'os qu'on suppose affecté est mis à dé-
« couvert et gratté jusqu'à ce qu'une portion de
« l'enveloppe extérieure soit enlevée. »

Le journal que nous citons fait suivre cette note
de la remarque suivante :

« Voilà des remèdes qu'on peut vraiment croire
« pires que les maux qu'ils doivent guérir. »

Nous ne sommes pas de cet avis, car si ces peuplades sauvages trépanent à tort dans le rhuma-
tisme, ils doivent aussi trépaner dans l'ostéomyélite
qui offre des symptômes presque analogues. Qu'est-
ce autre chose que le traitement actuellement
employé dans cette dernière affection?

Des pratiques de ce genre s'exerceraient encore,
de nos jours, dans les îles Pomotou. Les perforations ainsi obtenues diffèrent, semble-t-il, assez
considérablement de celles que l'on rencontre chez
les hommes néolithiques de notre pays.

De nos jours les indigènes de l'Aouress prati-
quent souvent cette opération. Avec une scie droite
ils enlèvent un carré du crâne. Les chirurgiens, ou

Thoubibes, sont revêtus d'un caractère de sainteté et entourés de vénération : ils se transmettent, de génération en génération, et les instruments et les secrets de leur profession. Dans un voyage en Algérie, M. Lucas-Championnière (1) a pu voir un de ces Thoubibes trépané lui-même quatre fois, dont le père, d'après son dire, avait subi douze fois cette opération. Leur confiance est si grande et l'innocuité du trépan leur paraît tellement absolue, qu'ils n'hésitent pas à y recourir pour des motifs qui nous paraîtraient futiles : par exemple pour des migraines, névralgies, etc. Pour les pansements consécutifs ils emploient le goudron, la résine, le beurre : la réunion de la plaie ne se fait jamais par des sutures.

Chez les Kabyles, descendants des Berbères, l'opération se fait en plusieurs temps : après la dénudation, on rugine l'os, puis on pratique, à l'aide d'un clou, une série de trous de façon à circonscrire une pièce osseuse : on l'ébranle ensuite ou bien on fait sauter les ponts qui séparent les divers trous.

On pourrait rapprocher de ces Thoubibes les charlatans que Silvaticus désigne sous le nom de « Circulatores », qui parcouraient les campagnes et pratiquaient, eux aussi, la trépanation. Il est plus que probable qu'ils ne se bornaient pas à trépaner

(1) M. Lucas-Championnière : La *Trépanation guidée par les localisations cérébrales.*

dans les seules fractures du crâne, mais qu'ils se servaient aussi de ce moyen pour porter remède à des accidents d'ordre médical, parmi lesquels devaient figurer les convulsions, les névralgies, l'épilepsie, etc.

Au xvii⁰ siècle le trépan était employé avec la plus grande libéralité, comme on peut s'en rendre compte par les exemples suivants, empruntés au mémoire d'Echeverria (1878).

« L'opération fut répétée en 1664, par Henri Chabdon, vingt-sept fois consécutives sur le comte Philippe de Nassau. Les symptômes (?) démontraient un épanchement, mais rien n'en faisait connaître l'endroit et ce ne fut qu'au vingt-septième trépan qu'on le découvrit. Le malade guérit sans aucune lésion et pouvait même boire beaucoup plus de vin qu'auparavant : il donna à son chirurgien l'attestation suivante : *Ego infra scriptus attesto, me ab Henrico Chabdon, chirurgico, postquam vigesies septies caput perforasset, recte sanatum fuisse* ».

De quelle nature étaient ces symptômes? L'épanchement était-il consécutif à un traumatisme? Nous l'ignorons et l'observation est muette sur ce sujet; mais il est presque sûr qu'il devait y avoir dans ce cas, soit des troubles paralytiques, soit des accès épileptiformes.

A peu près à la même époque, Russ et Legendre,

chirurgiens du roi de Navarre, enlevèrent presque la totalité des deux pariétaux, ce qui n'empêcha pas le sujet de guérir et de vivre trente ans, quoique hémiplégique. Dans ce cas, manifestement l'opération avait pour but de remédier à des troubles cérébraux graves : nous ne savons pas si l'épilepsie faisait partie des symptômes.

Stalpart van der Wiell trépana le même sujet vingt-neuf fois.

Mehée de la Touche fit sur le même individu cinquante-deux trépanations, dont vingt-sept allaient jusque sur la dure-mère.

Il nous semble difficile d'admettre que ces séries d'opérations aient été pratiquées dans un but autre que celui de porter remède à des symptômes de paralysie ou d'épilepsie Jacksonnienne.

Une des premières trépanations dans ce siècle, contre l'épilepsie symptomatique, fut pratiquée par Coates, en 1806, pour troubles cérébraux avec perte de connaissance et engourdissement du côté gauche : les accidents étaient consécutifs à un traumatisme.

De 1820 à 1866 on n'a plus trépané à Paris. Les chirurgiens qui étaient partisans de cette opération au début de leur carrière, comme Stromeyer et Dupuytren, la repoussent à la fin de leur vie : « Il faut avoir la tête fêlée soi-même, dit Stromeyer, pour pratiquer l'opération. »

Cependant, il est juste d'ajouter que le trépan abandonné par la chirurgie civile et même la chirurgie militaire, était encore employé par la chirurgie de la marine. C'est au moins ce qu'on doit conclure de la courte note consacrée au trépan par M. l'inspecteur Rochard, dans son histoire de la chirurgie au dix-neuvième siècle. L'opération a été pratiquée plusieurs fois par lui.

En dehors de ces faits, la trépanation a été (à Paris) pratiquée pour la première fois en 1866, par Broca : le malade guérit après avoir été atteint d'un érysipèle.

En 1869, parurent les remarquables communications de Sédillot à la Société de médecine de Strasbourg et à l'Institut. Ses idées ont été exposées, avec nombre d'observations, dans un mémoire du Dr Jules Boeckel de Strasbourg.

Le deuxième succès opératoire, à Paris, a été obtenu en 1874, par M. Lucas-Championnière ; l'observation est citée *in extenso* dans son mémoire (*Loc. cit.*).

Le troisième (1875) et le quatrième (1876) appartiennent à MM. Ch. Perrier et Terrillon.

En 1872, avait paru dans le *Boston Medical and Surgical Journal*, un article de sir James Boutelle, sur le sujet qui nous occupe ; il traite de l'épilepsie causée par les fractures du crâne et formule les indications opératoires. Sir Boutelle ne referme pas la plaie après l'opération et n'intervient que si le patient est vigoureux.

En 1875, M. Charrier soutient sa thèse sur l'épilepsie consécutive aux plaies de tête et la trépanation comme moyen de traitement : il termine par quelques réflexions sur l'épilepsie essentielle et la trépanation : « On ne saurait, dit-il, blâmer trop sévèrement une pareille pratique, et l'efficacité du trépan dans l'épilepsie essentielle est trop douteuse, trop incertaine pour qu'on puisse excuser un chirurgien d'y avoir recours ».

La mémoire de S. Pozzi, traitant des localisations cérébrales au point de vue des indications du trépan, date de 1877.

En 1878 paraissent le mémoire de Lucas-Championnière et le mémoire d'Echeverria, auxquels nous avons fait de larges emprunts et qui sont, à cette époque, le résumé le plus complet de la doctrine.

Echeverria, après avoir cité plusieurs observations très complètes (nous en rapportons quelques-unes), et les avoir fait suivre de réflexions, conclut à l'application du trépan dans tous les cas d'épilepsie consécutive aux traumatismes du crâne et aux hyperostoses syphilitiques rebelles au traitement spécifique, Il montre l'innocuité habituelle du trépan et cite une statistique dans laquelle la guérison a eu lieu plus de soixante-quatre fois sur cent après son application.

D'autres auteurs étrangers ont, depuis deux ans, cité des observations de trépanation : parmi eux nous citerons Bergmann, Mac Ewen, Ceci, Algeri, Benett, Keen de Philadelphie, Horsley, etc. ; nous reproduisons quelques-unes de leurs observations. On trouvera les sources à l'Index bibliographique à la fin de ce travail.

Tous les travaux que nous venons de citer ont trait à la trépanation dans l'épilepsie symptomatique. Contre l'épilepsie vraie ou idiopathique, on avait, il est vrai, conseillé la trépanation, mais nous ne croyons pas que des observations aient été publiées sur ce sujet, et la priorité revient à notre maître, M. Lucas-Championnière, pour plusieurs observations que, grâce à son extrême obligeance, nous publions *in extenso*. Les malades ont été opérés en 1886 et 1887. Depuis cette époque il a paru plusieurs observations en Amérique, nous en publions une.

Lorsqu'il s'agit d'une maladie aussi grave, aussi incurable que l'épilepsie, lorsque les accès se répètent à de courts intervalles et que la thérapeutique (ce qui malheureusement est le cas le plus fréquent) est devenue impuissante, pourquoi n'aurait-on pas recours à un moyen plus actif, que, si aléatoire qu'il puisse paraître, les malades réclament énergiquement? Nous croyons, du reste, par les exemples précédents, avoir suffisamment démontré l'innocuité à peu près absolue de l'opération, alors même qu'elle a été pratiquée sans les précautions antiseptiques. Aujourd'hui, grâce à la méthode de Lister, nous devons être plus entreprenants.

Ce qui fait la gravité de l'opération, comme l'a très bien fait remarquer M. Lucas-Championnière, ce n'est pas l'opération en elle-même, c'est le traumatisme pour lequel elle a été pratiquée, presque exclusivement, pendant plus d'un demi-siècle. Que voyons-nous en effet en parcourant les observations ayant trait à l'application du trépan? De grands fracas du crâne, des corps étrangers (balles, esquilles osseuses) logés dans la substance cérébrale. Les opérés mouraient, non de la trépanation, mais malgré la trépanation.

En résumé, nous pensons qu'elle doit reprendre dans la science le rang honorable que les attaques de Desault et de Malgaigne, pour ne citer que deux noms illustres, lui ont fait perdre. Nous espérons démontrer, dans les observations qui suivent, que la trépanation, guidée par les localisations cérébrales, doit être pratiquée dans l'épilepsie symptomatique de lésions récentes ou anciennes.

La grande majorité des observations que nous citons ont trait à des lésions anciennes : nous les avons choisies à dessein pour mieux démontrer l'utilité de l'opération, fût-elle faite après de longues années.

De plus nous citerons quelques cas, dont un au moins semble démontrer que, dans un avenir prochain, nous serons mieux armés contre certaines formes d'épilepsie essentielle.

Nous n'avons pas voulu traiter l'historique de la trépanation en général, ni montrer comment, à la mode, si on peut ainsi dire, au siècle dernier, elle fut complètement abandonnée dans la première moitié de notre siècle : nous nous serions écarté de notre sujet, forcément restreint.

A proprement parler, la trépanation dans l'épilepsie n'a pas d'histoire : son application dans les temps anciens est encore entourée d'obscurité : c'est à la fois un moyen thérapeutique et une pratique religieuse : dans les siècles qui suivirent, elle était livrée au hasard, et les rares observations publiées sont très écourtées. Ce n'est que depuis une quinzaine d'années qu'elle semble renaître de ses cendres, depuis de remarquables travaux, dont la gloire revient à la France pour la plus grande part.

Grâce aux connaissances acquises en topographie crânio-cérébrale, grâce à la découverte des localisations cérébrales, nous ne marchons plus en aveugles, et la méthode antiseptique nous permet d'être plus audacieux.

CHAPITRE II

LOCALISATIONS CÉRÉBRALES

Nous voulons, dans ce court chapitre, donner un résumé succinct de l'état actuel de nos connaissances pour ce qui a trait aux localisations cérébrales.

C'est aujourd'hui un fait acquis à la science que les mouvements des membres, de la face et des yeux, sont commandés par certains points de l'écorce du cerveau : la doctrine des localisations a su répondre à toutes les attaques et si elle est encore, qu'on nous passe l'expression, à l'état embryonnaire, elle n'en offre pas moins des bases solides, actuellement hors de toute contestation.

Nous ne reprendrons pas son histoire *ab ovo*, et ne citerons pas les noms qui s'y attachent et qui sont dans toutes les bouches ; qu'il nous suffise de dire que nous avons puisé nos renseignements dans les œuvres de Charcot, de Grasset et de Nothnagel : le lecteur pourra s'y reporter pour trouver les détails complets des diverses expériences.

La zone motrice corticale comprend :

La circonvolution frontale ascendante.

La circonvolution pariétale ascendante.

Le lobule paracentral.

Tous les autres points du cerveau doivent être considérés comme n'ayant aucune influence sur la motilité.

Les mouvements des membres sont plus particulièrement en rapport avec la partie supérieure de la zone motrice : c'est-à-dire avec le lobule paracentral et les deux tiers supérieurs des circonvolutions ascendantes séparées par la scissure de Rolando.

Les centres, pour les mouvements de la partie inférieure de la face, sont situés dans le tiers inférieur des circonvolutions ascendantes, et plus particulièrement la frontale ascendante au voisinage de la scissure de Sylvius.

Les mouvements du bras semblent être commandés par le tiers moyen de la circonvolution frontale ascendante : cependant ce centre peut être un peu plus étendu et empiéter un peu sur le tiers supérieur de la même circonvolution.

Le centre cortical du membre inférieur est situé dans le lobule paracentral : il paraît s'étendre sur la partie supérieure des deux circonvolutions ascendantes en avant, et sur le lobule pariétal supérieur en arrière.

Le centre de l'élévateur de la paupière supérieure se trouverait au niveau du pli courbe : il ferait exception à la règle que nous avons indiquée en débutant ; cette localisation exige d'autres observations, car elle a contre elle un certain nombre de faits bien observés.

Enfin le centre qui tient la parole sous sa dépendance est sur le pied de la troisième circonvolution frontale du côté gauche. (BOUILLAUD, DAX BROCA.)

Nous ne rechercherons pas quels sont les centres particuliers du pied, de la main, etc., car, d'une part, ces points sont insuffisamment connus, d'autre part l'application du trépan doit être assez large pour s'étendre à tout le centre moteur du membre.

Ces notions établies, il nous est facile d'en tirer des conclusions pratiques. Avons-nous affaire à une attaque d'épilepsie dont l'aura part de la main gauche, nous appliquerons une couronne de trépan, sur le tiers moyen de la circonvolution frontale ascendante droite ; l'ouverture devra dans ce cas être agrandie du côté de la partie supérieure de la même circonvolution. On procédera d'une façon analogue pour tous les autres cas.

Dans l'épilepsie causée par un traumatisme, il peut exister une cicatrice du cuir chevelu, ou une dépression osseuse qui pourra nous guider utilement : mais, comme nous venons de le voir, nous pouvons, grâce à ces connaissances, et à l'étude de la topographie crânio-cérébrale, nous passer de cette indication.

Moyen de déterminer la ligne Rolandique

La plupart des centres moteurs se trouvant placés, comme nous venons de le voir, dans le voisinage de la scissure de Rolando, il importe de dé-

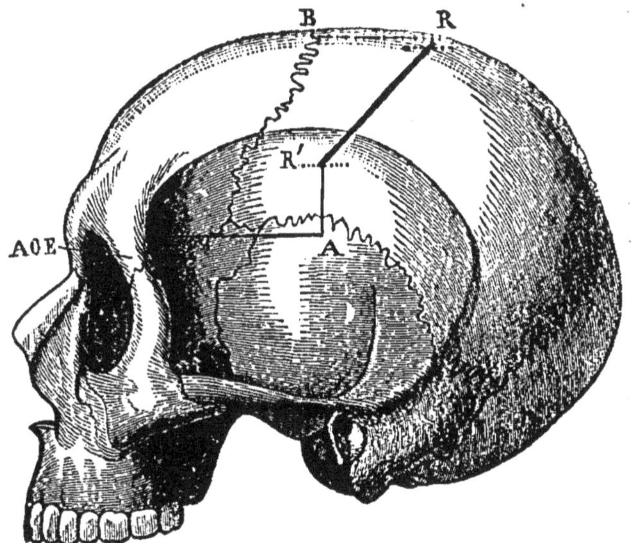

FIGURE 2. — Tracé de la ligne Rolandique R R'; B, bregma; A, point de repère
à 7 cent. de AOE, apophyse orbitaire externe.
Figure empruntée au Mémoire de M. J.-L. CHAMPIONNIÈRE.

terminer exactement à quel point du crâne correspond cette scissure. Ce point, ou plutôt cette ligne,
grâce aux travaux de Broca, de Féré et de M. Championnière, est actuellement bien connue.

Nous empruntons les détails qui suivent au mémoire de M. Championnière.

Les rapports du cerveau et du crâne varient d'un individu à l'autre, mais ces variations sont de peu d'importance, et la moyenne des observations donne des approximations très suffisantes pour la pratique.

L'extrémité supérieure du sillon de Rolando est située à cinquante-cinq millimètres en arrière du bregma. L'extrémité inférieure de ce sillon, dont la connaissance nous est absolument nécessaire, n'a pas dans son voisinage de point bien marqué qui puisse servir de repère.

Après de nombreux essais, M. Championnière est arrivé aux déterminations suivantes : On prend un point derrière l'apophyse orbitaire externe, au point où la base de l'apophyse orbitaire externe se recourbe et se relève pour se continuer avec la crête temporale de l'os frontal. On tire une ligne horizontale de sept centimètres ; on élève à la partie postérieure de cette ligne, une perpendiculaire de trois centimètres. Celle-ci détermine un point vers l'extrémité inférieure du sillon de Rolando, pas tout à fait au bout de ce sillon.

C'est là le deuxième point par lequel nous tirerons la ligne Rolandique. Nous avons les points de repère pour toujours la retrouver.

L'extrémité inférieure du sillon de Rolando se

retrouvera facilement, en sentant avec les doigts l'apophyse orbitaire externe et en mesurant exactement les longueurs indiquées.

Pour le bregma, lorsqu'on ne le sent pas à tra-

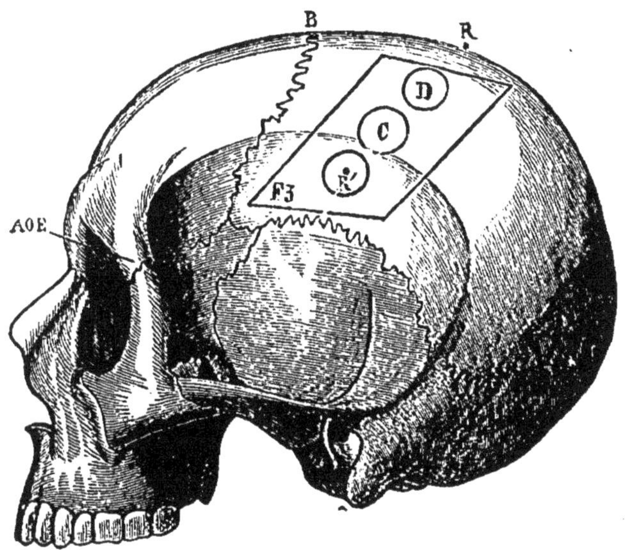

Figure 3. — B, bregma; R, sommet de la ligne Rolandique; R', extrémité inférieure de cette ligne. Figure quadrilatère représentant environ l'espace où peut être appliqué le trépan. F3, pied de la troisième frontale; C D R', trois couronnes de trépan sur la ligne Rolandique.

Figure empruntée au Mémoire de M. J.-L. Championnière.

vers les téguments, il est un peu plus difficile à obtenir, il y a pour cela plusieurs procédés simples et grossiers, tels que la feuille de carton passant par le plan bi-auriculaire, etc; mais, si on n'est pas pris à l'improviste, on préférera l'équerre flexible de Broca.

Cet instrument est une équerre formée par deux lames d'acier souples. Au sommet de l'équerre et un peu en arrière est une petite tige de bois perpendiculaire et bien mousse, destinée à être introduite dans le conduit auditif externe gauche. La branche horizontale de l'équerre est pliée sous la sous-cloison du nez. La branche verticale, repliée sur le sommet du crâne, indique le plan auriculo-bregmatique. L'écueil de ces mensurations est que l'on se rejette toujours trop en avant, aussi doit-on prendre le point du bregma en arrière de la branche verticale de l'équerre, et compter cinquante-cinq millimètres en arrière, pour fixer l'extrémité supérieure de la ligne Rolandique. Ce procédé est d'une grande simplicité, nous n'insistons pas. Voyons maintenant comment nous procéderons à la trépanation en elle-même.

CHAPITRE III

MANUEL OPÉRATOIRE

Le manuel opératoire, que nous décrivons ici, est celui actuellement employé par M. Championnière : nous l'avons vu exécuter dans son service à l'hôpital Saint-Louis, et ce chirurgien a bien voulu nous donner tous les renseignements complémentaires.

La tête doit être complètement rasée, puis nettoyée avec le plus grand soin à l'aide d'une infusion d'écorce de Panama (quillaja saponaria); ce liquide a l'avantage d'enlever la graisse dont la tête est souillée. On aseptise alors le champ opératoire au moyen du sublimé en solution acide (solution de Laplace [1]), qui ne se transforme pas en albuminate de mercure au contact des tissus. On trace ensuite, à l'aide d'un crayon dermographique, la ligne Rolandique, d'après le procédé que nous avons indiqué. Alors on prend le bistouri et on fait une incision en forme de T, dont une des branches correspond à la ligne Rolandique; l'incision doit enta-

[1] Voici la formule de cette solution :
Bichlorure de mercure.....   1 gr.
Acide tartrique   5   »
Eau distillée.............. 1.000   »

mer le périoste de façon à former ainsi un point de repère. On peut aussi faire une incision en forme de croissant ou de demi-cercle, dont les extrémités viennent aboutir dans un point voisin des extrémités de la ligne tracée.

Des pinces sont placées sur tous les vaisseaux qui saignent, de façon à opérer complètement à sec : nous insistons beaucoup sur ce point qui paraît tout d'abord de peu d'importance, mais qui a bien son utilité, car, d'une part, on peut être considérablement gêné par le sang, d'autre part, on doit en perdre le moins possible.

On prend alors une rugine plate et on refoule le périoste sur toute la région que l'on veut trépaner. L'os une fois mis à nu, on regarde de nouveau son point de repère, en rabattant la peau sur le crâne : ce point reconnu on applique le trépan.

Le trépan choisi par M. Championnière a une couronne de vingt-deux millimètres de diamètre : autrefois ce chirurgien avait adopté une couronne plus large (trente mill.), mais elle présentait un inconvénient : en effet les grandes dimensions font souvent qu'un des bords pénètre le crâne avant l'autre, et on court risque de blesser les méninges avant d'avoir enlevé la rondelle.

Horsley avait préconisé jadis l'emploi d'une large couronne (cinquante mill.). Mais la raison citée plus haut l'a fait retourner à des dimensions moindres.

On procède avec lenteur et en tâtonnant, regardant souvent si à l'aide du tire-fond on peut détacher la rondelle osseuse. Il faut être prévenu que certains crânes ont une épaisseur très grande, alors que d'autres sont d'une extrême minceur. Nous avons nous-même pu constater que les variations individuelles étaient, dans les cas les plus prononcés, comme un est à deux. Une fois la rondelle détachée, on libère avec précaution les adhérences possibles de la table interne à la dure-mère : ces adhérences n'existent pas seulement, comme on pourrait le croire, dans les cas de fractures, on les rencontre aussi sur des crânes qui n'ont jamais subi de traumatisme.

C'est alors qu'intervient une nouvelle manœuvre opératoire sur laquelle nous insisterons. Au lieu d'appliquer plusieurs couronnes de trépan et de faire sauter les ponts osseux qui les séparent, M. Championnière préfère agrandir les bords du trou à l'aide de la pince-gouge ; de cette façon, en procédant avec précaution, en insinuant un des mors entre la table interne et la dure-mère, on enlève des parcelles osseuses, et on donne à l'orifice la forme et la dimension désirables.

Nous ne nions pas que cette façon de procéder n'exige à la fois de l'habileté et une grande habitude ; mais, exécutée par une main exercée, elle est très commode et très rapide, surtout lorsque le crâne est d'une épaisseur moyenne. Nous avons vu M. Championnière faire en quelques minutes un orifice de six centimètres de long sur cinq de large. On aura soin d'abattre les angles qui pourraient blesser le cerveau, et de débarrasser la région des esquilles osseuses que fait voler la manœuvre de la pince.

Si, pendant cette opération, un vaisseau diploïque un peu volumineux laisse écouler une certaine quantité de sang, on pourra l'obturer avec de la cire. Horsley se sert dans ce but de la paraffine.

Lorsqu'on a donné à l'ouverture la forme et la dimension désirables, le moment est venu d'inciser la dure-mère : c'est alors qu'il faut procéder avec les plus grandes précautions, pour éviter de blesser les nombreux vaisseaux qui rampent à la surface du cerveau et qui pourraient occasionner une hémorragie, contre laquelle on lutte toujours difficilement. On fera une petite boutonnière à la dure-mère, à l'aide du bistouri manié avec la plus grande prudence, et on allongera l'incision avec des ciseaux.

Alors on agira suivant les cas et on s'inspirera des circonstances qui ont motivé l'application du trépan.

S'agit-il d'épilepsie idiopathique? on ne touchera pas au cerveau s'il est sain. S'agit-il d'une tumeur cérébrale? on tâchera de l'enlever en entier, en ménageant, avec un soin jaloux, le tissu environnant non altéré.

Quant aux esquilles osseuses enfoncées dans le cerveau par un traumatisme, elles seront libérées et enlevées.

Lorsque, pendant ces diverses manœuvres, on a ouvert un des nombreux vaisseaux qui rampent sous la pie-mère, on aura recours à la compression : si extraordinaire que puisse paraître cette façon de procéder, elle rend de grands services et ı ussit presque toujours : nous n'avons pas, du reste, le choix.

Lorsque l'ouverture est assez grande, on reconnaît très bien les circonvolutions qu'on a sous les yeux : on ne comprend même pas qu'on soit obligé, comme dans une observation que nous citons, de rechercher les centres avec la pile électrique.

La connaissance exacte des circonvolutions qui apparaissent dans le champ opératoire est d'une importance tellement évidente, surtout dans les cas d'épilepsie symptomatique, que nous ne pensons pas qu'il soit utile d'insister.

Sitôt que les méninges sont ouvertes, le liquide céphalo-rachidien s'écoule en plus ou moins grande abondance et se mélange aux quelques gouttes de sang qui restent à la surface du cerveau : cet écoulement continue les jours suivants.

Le sang arrêté, les indications opératoires, pour

D   3

chaque cas particulier une fois remplies, comment terminons-nous l'opération?

On peut ne pas suturer la dure-mère : mais si elle est tendue, si on craint qu'elle laisse le cerveau à nu, on pourra placer sur cette membrane quelques points de suture espacés qui ne gêneront en rien l'écoulement du liquide céphalo-rachidien.

Cela fait, on procédera à la ligature des vaisseaux pincés et, après avoir minutieusement détergé et lavé la région avec une solution phéniquée forte, et une solution de sublimé, on suturera le cuir chevelu à l'aide de crins de Florence, on placera un drain qui facilitera l'écoulement du liquide céphalo-rachidien et fonctionnera comme soupape de sûreté. Le pansement, rigoureusement antiseptique, s'appuiera sur le front et sur le cou du malade. Nous avons vu employer la gaze iodoformée, les sachets absorbants et la ouate de tourbe.

Voici, maintenant, un instrument nouveau de M. Farabeuf, destiné à agrandir l'ouverture faite par le trépan et qui est à la fois, commode, rapide et inoffensif.

M. Collin a eu la complaisance de mettre un cliché à notre disposition : nous ne saurions trop l'en remercier.

Voyons la description et le mode de fonctionnement de cet instrument :

C'est une pince-trépan : l'un des mors, en forme
de palette, s'insinue entre la dure-mère qu'il
décolle, et la table interne de l'os. La palette porte,
au centre, une pointe courte et solide, capable de
pénétrer dans l'os et d'empêcher l'instrument de

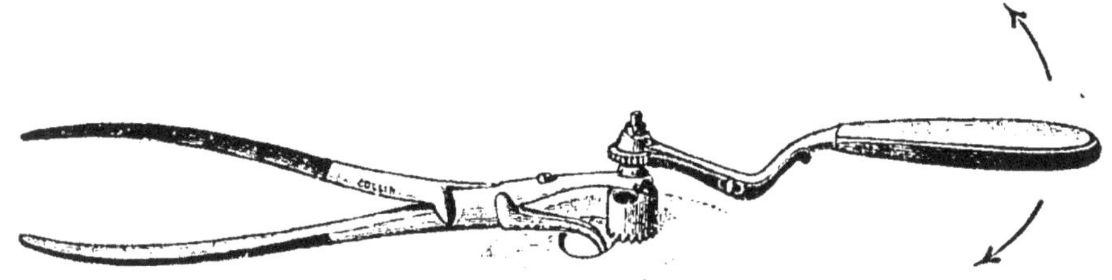

FIGURE 1. — Pince-trépan de M. le Professeur Farabeuf.

vaciller. L'autre mors porte une couronne dentée,
à laquelle un levier, muni d'un encliquetage, permet d'imprimer des mouvements de rotation.

Quand la palette est insinuée et l'os vigoureu-
sement serré entre elle et la couronne par la main
gauche, afin de faire mordre la pointe qui centre le mouvement, la main droite manœuvre le
levier : en moins d'une minute, un pariétal dur
et épais est traversé. La dure-mère ne court aucun danger et la denture aucun risque, car une
vis que porte le mors de la couronne règle le
rapprochement en talonnant sur le mors de la
palette.

A la fin de l'opération, la palette se trouve encadrée par la denture, mais non dans toute son épaisseur, de sorte que cette denture termine son travail dans le sinus du décollement dure-mérien, d'une façon tout à fait inoffensive (1).

(1) Nous avons écrit à M. le Professeur Mac Ewen de Glasgow pour lui demander quelle était sa méthode opératoire; ce chirurgien a bien voulu nous prévenir qu'une brochure sur ce sujet était à l'impression.

CHAPITRE IV

OBSERVATIONS

Observation I (ECHEVERRIA).

*Traumatisme ancien. — Trépanation pour attaques
épileptiques. — Guérison.*

M. B..., 21 ans, pas d'antécédents syphilitiques, tête et face
symétriques. En août 1852, il tomba d'une escarpolette peu
élevée, et se blessa profondément sur le côté gauche de la
protubérance occipitale. La plaie ne se ferma qu'au bout de
six semaines, laissant une cicatrice transversale de deux
pouces de long. Des douleurs tenaces persistèrent depuis la
chute: elles occupaient toute la tête. En 1862, il éprouva
tous les matins des spasmes avec secousses brusques des
bras.

La première attaque épileptique franche éclata de grand
matin, en juillet 1865, sans provocation, avec un cri perçant
qui a toujours précédé les attaques subséquentes au nombre
de cinq jusqu'en 1868.

Les accès deviennent alors plus fréquents, se répètent tous
les trois ou quatre jours, tantôt le jour, tantôt la nuit, sans
indice prémonitoire.

Lors de l'examen, le 15 janvier 1868, le malade venait
d'avoir deux fortes attaques dans les vingt-quatre heures
précédentes.

Le température était plus élevée de 2° Fahr. au niveau de la cicatrice du cuir chevelu : à ce niveau, la percussion étourdit le malade et lui fait voir un grand cercle blanc, avec le centre noir, phénomène constant, qui ne se produit pas quand on frappe un autre point du crâne. Ces symptômes nous conduisirent à diagnostiquer une exostose de l'occipital comme source des attaques. Persuadé que son excision était le seul moyen de la détruire, nous montrâmes au malade les raisons et les risques de la trépanation. L'opération fut acceptée et pratiquée le 10 février par moi et le Dr Edwards.

Le malade fut anesthésié avec de l'éther. Une incision perpendiculaire de deux pouces portée jusqu'à l'os, fut croisée à angle droit par une autre de presque trois pouces partant à gauche de la protubérance occipitale. Ces incisions saignèrent beaucoup. — Après dénudation de l'os (le périoste épaissi adhérait fortement au crâne), le trépan de Galt fut appliqué sur le centre de l'éminence osseuse : à peine avait-il perforé la table externe et le diploé, que le malade fut saisi d'une attaque épileptique. Le cri initial manqua, mais les membres devinrent raides, le corps tourna à droite, la bouche était pleine d'écume, la langue fut mordue : congestion de la face et stertor.

L'attaque terminée, nous recommençâmes le trépan, jusqu'à pénétration de la couronne, sans finir de traverser l'os, ce qui nous força à détacher le disque, en brisant, avec l'élévateur, la table interne qui adhérait étroitement à la dure-mère.

La perforation traversait une saillie conique, irrégulière, qui comprimait le cerveau et la dure-mère tout près du sinus longitudinal supérieur.

Extirper les restes de l'exostose, autour de l'ouverture, pratiquée avec le trépan, fut la partie la plus laborieuse de l'opération, qu'il fallut accomplir lentement, avec les cisailles et le couteau lenticulaire, arrêtés à chaque coupe par l'hémorragie.

Finalement toute la partie altérée de l'occipital fut excisée, et, par une ouverture ovale de deux pouces, nous constatâmes en glissant le doigt entre la table interne et la dure-mère, qu'il ne restait plus de rugosité ou de saillie anormale. La dure-mère à aspect sain fut épargnée, excepté au point d'adhérence à l'exostose. Tout le périoste épaissi fut enlevé et quand le suintement sanguin de la plaie s'arrêta, les lambeaux furent réunis par des sutures profondes.

L'opération dura trois heures et demie. Lint. Compresses de glace.

Les jours suivants, décharge séro-purulente par les incisions.

Le 21 février. Plaie fermée, mais douloureuse.

Le 22. Accès épileptique pendant le sommeil : potion bromurée. Lavement de térébenthine et assa-fœtida.

Nouvelles convulsions le soir à 10 heures et le lendemain à 11 heures, moins fortes que la veille ; plaie fluctuante. Incision.

Le 27. La suppuration tarit peu à peu.

Le 6 mars. En comprimant la plaie, le malade sent comme si le sang lui montait à la tête : sans perdre connaissance, il éclate en pleurs.

Le 18 mars. Nouvel abcès sous la cicatrice, assoupissement, symptômes convulsifs. Incision, évacuation considérable de pus. On passe un séton au cou pour entretenir une contre-irritation.

Dernières convulsions le soir du 13 avril. Les attaques disparaissent.

Le traitement bromuré fut continué quelques mois après et ce jeune homme, depuis lors marié, n'a plus eu de rechutes.

Observation II (ECHEVERRIA).

*Fracture avec enfoncement du pariétal droit. — Épi-
lepsie. — Affaiblissement intellectuel. — Trépanation.
— Guérison.*

Mlle H..., reçut, à l'âge de quinze ans, un coup du volant
d'une fenêtre : elle resta évanouie pendant quelques minutes :
le cuir chevelu très tuméfié sur la bosse pariétale droite ne
présente pas de plaie.

Cet accident eut lieu dans l'après-midi : le sujet demeura
dans un état de torpeur suivi le soir de convulsions épileptiformes. La glace sur la tête, des ventouses sèches le long du
rachis, un purgatif drastique et des antispasmodiques diffu-
sibles dissipèrent le trouble : la tuméfaction disparut graduellement et on put constater un enfoncement très circonscrit
dans le sens transversal, de presque deux pouces de long sur
le sommet du pariétal droit. Le rétablissement ne fut cependant
pas complet, car cette jeune fille continua à être sujette à de
forts maux de tête journaliers, transformés au commencement
d'avril en attaques vertigineuses diurnes, prémonitoires de
crises convulsives nocturnes, accompagnées d'un délabrement
rapide des facultés intellectuelles, avec obtusion presque absolue. Réponses nulles ou par quelques murmures à voix basse,
oubli de satisfaire aux besoins naturels et endolorissement
sur le côté gauche de la tête, dans les intervalles des attaques.

Le Dr Mathewson qui assistait cette malade l'accompa-
gna à New-York, en novembre 1871, pour la faire trépaner,
et l'opération fut décidée après consultation avec le
Dr C. Budd. La malade présentait alors l'enfoncement pariétal déjà noté, très remarquable : la moindre pression, sur
ce point, éveillait des vertiges avec augmentation de la
stupeur. On remarquait aussi un grand accablement physi-

que; les extrémités étaient froides et livides, la constipation obstinée ; depuis sept mois la menstruation était suspendue ; la jeune fille répondait lentement par des demi-phrases répétées à nos interpellations.

Nous pratiquâmes l'opération dans l'après-midi du 18 novembre 1871, assisté par les docteurs Budd et Mathewson. La malade fut chloroformisée. Une incision cruciale découvrit l'enfoncement pariétal duquel nous enlevâmes, avec le trépan de Galt, deux rondelles contiguës interceptant tout l'espace déprimé ; la résection de leurs angles intermédiaires fut faite avec les cisailles de Liston. Le périoste sur la fissure, dans la partie de l'os enfoncée, était rouge et épaissi, fermement uni à la face externe de l'os. Il fallut aussi le plus grand soin pour ne pas perforer la dure-mère en la séparant de la crête, sur la face interne des disques osseux, à laquelle elle était très adhérente. Le bras droit, pendant cette partie de l'opération, fut saisi de secousses convulsives, chaque fois que l'on détachait les adhérences de la dure-mère. L'hémorragie, considérable, s'arrêta sans difficulté. Une perforation ovale de deux pouces remplaça l'enfoncement osseux. La table interne des disques était très rugueuse le long de la fissure et le diploé très condensé. La surface du pariétal entourant l'ouverture et celle de la dure-mère exposée semblaient saines. Le périoste, dégénéré sur le siège de la fracture, fut complètement enlevé. La plaie fermée par plusieurs points de suture argentée, lorsqu'il n'y eut plus de suintement sanguin sur la surface des lambeaux, fut couverte par une compresse de lint, sur laquelle on appliqua la glace dans un sac imperméable.

La malade dormit sans agitation : on lui prescrit la ciguë et l'ergotine. Les sutures furent enlevées le cinquième jour sans qu'il y eût la moindre suppuration, et on substitua alors des affusions froides plusieurs fois par jour à l'application constante de la glace sur la tête.

Dix jours après la trépanation, la cicatrice était complète sans la moindre fièvre traumatique, et sa pression ne déterminait plus ni vertiges ni stupeur. Pas une seule rechute d'attaque diurne ou nocturne, depuis l'opération, suivie du retour de l'intégrité intellectuelle, avec le rétablissement des fonctions générales et des règles. Enfin le succès ne se démentit pas jusqu'à février 1877, époque ou cette demoiselle mourut de typho-pneumonie.

Observation III (Inédite).

(Due à l'obligeance de M. le Dr Duchamp).

Épilepsie symptomatique d'une fracture du crâne. — Trépanation. — Intervention incomplète. — Persistance des accidents.

J'observe dans mon cabinet, le 10 avril 1888, un enfant de huit ans, qui six ans auparavant, à l'âge de vingt-deux mois, avait reçu sur la tête un coup de pioche, donné par la main d'un enfant. Il y avait eu une plaie dont la suppuration très abondante avait duré dix mois, sans expulsion de séquestres.

Les parents avaient observé, quinze jours après l'accident, un affaiblissement progressif du membre inférieur gauche; au bout de huit jours, c'est-à-dire trois semaines après l'accident, survinrent de nombreuses crises convulsives, à la suite desquelles le membre supérieur gauche se prit à son tour. L'état de la jambe s'est amélioré et l'enfant peut marcher sans boiter; le membre supérieur est resté en contracture; la main est déformée.

Au moment où on me le présente, l'état s'aggrave. Depuis deux mois, des spasmes musculaires se produisent dans le membre inférieur et, depuis quinze jours, l'enfant a des absences, avec des convulsions limitées à la face. Les absences sont nombreuses : de huit à dix par jour.

Je conseille la trépanation qui est acceptée. L'enfant est opéré à l'Hôtel-Dieu de Saint-Etienne, le 23 avril 1888.

Le siège de la lésion initiale était indiqué par une petite cicatrice, siégeant près de la ligne médiane, à droite, au niveau ou un peu en avant de l'extrémité de la ligne Rolandique. Incision cruciale. En décollant le périoste on soulève une couche fibreuse, interposée entre les deux lèvres d'une plaie osseuse de huit à dix millimètres de longueur, et dirigée d'avant en arrière. Le soulèvement de la couche fibreuse est suivi de l'écoulement du liquide céphalo-rachidien à travers la plaie osseuse non réunie. Application de deux petites couronnes de trépan, de un centimètre et demi de diamètre. On tombe sur une couche grisâtre pulpeuse, non purulente, plus étendue que la plaie osseuse. Cette couche est enlevée *partiellement* et j'attends, pour pratiquer une ablation plus complète, le résultat de cette première intervention. Suites opératoires des plus simples. Réunion par première intension.

Rien n'a été changé par cette opération : les crises ont continué sans modification. Je me proposais d'agir à nouveau, mais l'opération a été retardée, par suite d'une écorchure produite sur le crâne par le bord du pansement, alors que la plaie opératoire était fermée. Cette écorchure a suppuré assez longuement et je n'ai pas voulu intervenir avant la suppression de cette plaie qui aurait infecté le champ opératoire.

Pendant ce temps l'enfant était emmené par sa famille qui, peu encouragée par le résultat obtenu, ne l'a pas ramené. J'attribue cet insuccès à mon intervention incomplète. J'aurais dû enlever la totalité de la cicatrice.

Observation IV (Inédite).

(Due à l'obligeance de M. le Dr DUCHAMP)

*Épilepsie symptomatique d'une fracture du crâne avec
enfoncement. — Large trépanation. — Guérison. —*
(Hôtel-Dieu de Saint-Étienne, service du Dr DUCHAMP).

Mme Th..., 32 ans, entre à l'Hôtel-Dieu de Saint-Étienne
le 10 mai 1888. Rien à noter chez ses ascendants ou ses collatéraux : aucun membre de sa nombreuse famille n'a eu
d'accidents convulsifs.

A l'âge de dix-sept ans, Mme Th... fit une chute sur la tête,
de la hauteur d'un premier étage. On la relève sans connaissance. — Elle portait une plaie de tête, avec enfoncement
osseux, au niveau du frontal gauche. Séjour de trois mois au
lit.

Peu de temps après, sa mère s'apercevait qu'elle prenait,
pendant la nuit, des crises épileptiques dont elle ne gardait
pas le souvenir. Un traitement à la belladone améliore la
situation au point que, ne prenant plus de crises et se croyant
guérie, la jeune fille se maria à l'âge de vingt-cinq ans. —
Elle eut deux enfants : l'aîné est mort du croup à cinq ans ;
le second vit et jouit d'une bonne santé. — En dehors des
grossesses, règles régulières.

Les attaques reparurent à l'âge de vingt-neuf ans. Chute,
perte de connaissance, spasmes convulsifs, morsures de la
langue. — On n'a pas observé si les convulsions étaient uni
ou bi-latérales.

Les crises se succédèrent de plus en plus nombreuses : après
des rémissions de deux à trois semaines, il s'en produisait
deux ou trois dans un jour ; les crises, en augmentant de fréquence, devenaient aussi plus intenses et, dans leurs intervalles, la malade se sentait brisée.

Nouveau traitement à la belladone, qui ne produisit qu'une amélioration passagère.

Au mois de mai 1888, Mme Th.., vint consulter, à Annonay, le Dr Sarda. Ses crises étaient de plus en plus fréquentes. De plus, les jambes faiblissaient et devenaient le siège de douleurs continues. Diagnostiquant une épilepsie symptomatique, le Dr Sarda conseilla la trépanation et m'envoya la malade.

La lésion du crâne consistait en un enfoncement du frontal gauche dans lequel on pouvait loger l'extrémité de l'index. Les téguments adhérents à l'os portent une cicatrice allongée dans le sens de l'enfoncement osseux, obliquement d'avant en arrière et de dedans en dehors (en arrière de la bosse pariétale). On dirait un coup de hache ayant fortement déprimé la paroi crânienne.

Opération, le 14 mai 1888. — Au début de la chloroformisation, attaque légère et coma consécutif, qui dispense de continuer le chloroforme. Incision courbe à convexité inférieure, limitant un grand lambeau qui, soulevé, découvre largement le champ opératoire. J'ai taillé ce lambeau au lieu de faire une incision cruciale, pour éviter une cicatrice au niveau des points trépanés et recouvrir ceux-ci d'une couche de téguments sains. L'os présente un enfoncement suivant une ligne légèrement courbe de cinq centimètres de longueur environ. En largeur, en mesurant de chaque côté à partir du point où l'os s'incline, pour gagner le fond de la rainure, on compte trois centimètres d'un côté à l'autre.

Je me propose d'enlever à l'aide du trépan, non pas le fond seul, mais aussi les bords de la rainure : en un mot, la totalité de la dépression. Cinq couronnes de trépan y suffisent. A la cinquième et dernière est survenu un incident opératoire. Notre instrument, de forme ancienne, était dépourvu de gaine faisant arrêt; aussi le maniais-je avec prudence, en faisant remarquer aux assistants les précau... .s qu'il exigeait : je disais même qu'à cette cinquième app. .ation j'allais plus prudemment encore, parce que je soupçonnais l'os plus mince en ce point, lorsque en même temps l'os cède et la couronne s'enfonce. L'instrument a à peine cédé qu'il est retiré, mais la rondelle osseuse est restée dans la substance cérébrale. Guidant une pince sur mon doigt, je retire la rondelle enfoncée de deux centimètres, — Hémorragie en nappe abondante. Je comprime doucement avec un tampon d'ouate antiseptique. mais le sang reparaît aussi abondant dès que le tampon est retiré. Aussi prends-je le parti de remplir avec de la gaze iodoformée froissée toute la plaie opératoire. Le lambeau est simplement rabattu par-dessus, et le tout est fixé par un pansement antiseptique légèrement compressif.

Pas d'accidents consécutifs.

Le lendemain je retire la gaze iodoformée. Pas d'hémorragie. Je suture le lambeau, en laissant place à un drain qui est supprimé au bout de deux jours. Réunion par première intention. Le trajet du drain a laissé filtrer pendant une dizaine de jours du liquide céphalo-rachidien. Vers le huitième jour, pendant un pansement, nous pûmes constater qu'en appuyant sur la région trépanée, on provoquait une crise légère, avec tremblements dans le bras droit. L'opérée est restée trois mois à l'Hôtel-Dieu pendant lesquels elle prit trois ou quatre crises.

Celles-ci sont survenues en l'absence du personnel médical ; aussi n'ai-je pas de renseignements précis à cet égard.

Mme Th..., sortie de l'Hôtel-Dieu, le 11 août 1888, n'eut plus qu'une seule crise, au mois d'octobre suivant. Elle fut surprise au lit et perdit connaissance. Mme Th..., étant seule, on n'a d'autres renseignements que le fait d'un cri entendu par une voisine. Depuis lors, pas de crises. Santé parfaite. Elle a pris de cinq à six kilog. depuis son opération.

Aux changements de temps sa blessure est le siège de douleurs, qui, violentes après l'opération, diminuent de jour en jour. Je tiens ces renseignements de M. le Dr Sarda qui a eu l'obligeance de voir la malade le 18 mars 1889.

OBSERVATION V. — (MM. PÉAN, G. BALLET, GÉLINEAU.)

(Communication de M. PÉAN à l'Académie de Méd.)

(Mr BALLET nous a obligeamment autorisé à publier cette observation.)

Accès épileptiformes. — Trépanation. — Ablation d'une tumeur cérébrale. — Guérison.

Un jeune homme, âgé de 28 ans, fut pris à vingt-deux ans d'accidents épileptiformes. Les crises, dès cette époque, se reproduisirent avec une certaine régularité. Elles survenaient tous les huit ou dix jours environ. A différentes reprises, elles se rapprochèrent et même, au mois de juillet 1886, elles arrivèrent à constituer une sorte d'état de mal. Ces crises observées avec grand soin par M. Gelineau présentaient, comme nous le verrons plus loin, tous les caractères de l'épilepsie partielle la plus typique. Pendant plus de cinq ans les attaques furent combattues avec un certain succès par le traitement bromuré. Mais au mois de décembre 1888, en dépit de la médication instituée, les accès allèrent en se rapprochant au point de constituer une menace pour la vie. C'est alors que M. Gelineau, constatant l'insuffisance du traitement médical et se basant sur les travaux publiés dans ces derniers temps, pensa qu'il s'agissait d'une épilepsie Jacksonnienne, causée vraisemblablement par une tumeur cérébrale, et qu'il y avait lieu d'agiter la question d'une intervention opératoire.

Le vendredi 7 décembre, nous nous réunissions en consultation, MM. Ballet, Gelineau et moi. Depuis quarante-huit heures, le malade était en proie à des accès rapprochés, la température s'était élevée au-dessus de 40°; sous nos yeux, M. F. eut plusieurs crises; chacune était caractérisée de la façon suivante. En premier lieu, spasmes douloureux du gros orteil droit, puis raideur du membre inférieur correspondant, convulsions toniques, puis cloniques, de ce membre, qui se propageaient ensuite au bras et à la face du même côté. La perte de connaissance ne survenait pas à chaque accès. Lorsqu'elle avait lieu, elle se produisait à une période avancée de la crise. Elle n'en marquait jamais le début. Dans l'intervalle des accès qui se succédaient d'assez près, on constatait un état parésique très net du membre inférieur droit. D'après ces différents caractères. Mr Ballet n'hésitait pas à affirmer qu'on se trouvait, comme l'avait pensé M. Gélineau, en présence d'une lésion occupant le centre moteur du membre inférieur droit, ou son voisinage immédiat.

Quant à la nature de la lésion, en l'absence d'antécédents spécifiques et tuberculeux, d'une part; d'autre part, étant donné le jeune âge du malade qui ne permettait guère d'admettre l'hypothèse d'un foyer de ramollissement cortical, il était à peu près certain qu'on avait affaire à une tumeur cérébrale. Dans ces conditions M. Ballet vint appuyer l'avis auquel nous nous étions préalablement rangés. Il fut décidé qu'on pratiquerait la trépanation, avec ouverture de la dure-mère au voisinage du centre moteur du membre inférieur. L'opération, dans notre pensée, devait avoir pour résultat certain de déterminer la décompression de ce centre et, si les circonstances le permettaient, de nous amener à enlever la tumeur dont le siège avait été diagnostiqué.

Les symptômes autorisant à affirmer que cette tumeur siégeait au niveau ou au voisinage immédiat du centre moteur du membre inférieur, c'est-à-dire au niveau de la partie supérieure des circonvolutions frontale et pariétale ascendantes gauches, il s'agissait de déterminer le point précis de la cavité crânienne sur lequel devait être appliqué le trépan.

M. Ballet détermina ce point comme il suit : une première ligne horizontale fut tracée partant de l'apophyse orbitaire externe, à sept centimètres en arrière du commencement de cette ligne. Puis, de cette extrémité, une perpendiculaire de trois centimètres fut élevée de façon à obtenir un premier point de repère qui fut marqué : ce point, comme l'a indiqué M. Championnière, correspondait à l'extrémité inférieure du sillon de Rolando. L'extrémité supérieure fut déterminée à quarante-sept millimètres en arrière du bregma. Sur la partie gauche du crâne, en dehors de la suture sagittale, autour et au-dessous de cette extrémité ainsi délimitée, M. Ballet traça une circonférence de la largeur d'une pièce de deux francs environ. Les téguments du crâne furent incisés à ce niveau, en ayant bien soin de conserver le périoste qui fut détaché en même temps qu'eux. La couche osseuse fut enlevée par morcellement au moyen du polytritôme et de la pince emporte-pièce, sur le point indiqué. La dure-mère, ainsi mise à nu, était saine ; elle fut incisée crucialement. A peine cette incision était-elle faite, qu'une gouttelette de sérosité louche apparaissait, mélangée au liquide céphalo-rachidien. Au-dessous de la dure-mère, la pie-mère se montra parcourue par une grosse veine qui coupait en deux le champ opératoire. En examinant avec soin cette membrane, nous vîmes que, en avant, sa transparence était normale, tandis que, en arrière, elle était jaunâtre, un peu bombée.

Elle recouvrait donc en avant une circonvolution manifestement normale, tandis qu'en arrière il nous semblait qu'elle était soulevée par un néoplasme. Nous prîmes alors le parti de l'inciser à son tour circulairement autour de la portion jaunâtre et de chercher à la détacher. Nous vîmes de la sorte qu'elle adhérait à une tumeur d'une coloration jaunâtre.

D   4

Nous procédâmes aussitôt à l'ablation de cette dernière. Reconnaissant que son tissu était friable, et voulant de notre mieux ménager le tissu cérébral qui l'entourait, nous la morcelâmes en procédant du centre à la périphérie.

Nous parvinmes de la sorte à enlever le néoplasme en totalité sans que la substance cérébrale fût intéressée, d'une façon au moins notable. Ce temps de l'opération exécuté, nous pûmes constater la présence d'une cavité formée par refoulement de la substance grise. La tumeur examinée par M. Cornil était un fibro-lipome.

Drain. Suture de la dure-mère au catgut, du cuir chevelu au crin de Florence; pansement antiseptique iodoformé et sublimé.

Réunion par première intention : huit jours après les fils et le drain sont enlevés. Le dixième jour cicatrisation complète.

Dès le lendemain de l'opération, les crises épileptiques qui, la nuit précédente, étaient au nombre de trente-sept ne furent plus qu'au nombre de six. Les jours suivants le malade eut encore quelques accès convulsifs, des phénomènes délirants et hallucinatoires, de la parésie du côté droit. Aucune complication n'ayant eu lieu du côté de la plaie, nous pensons que ces phénomènes doivent être rattachés à l'irritation de la substance cérébrale résultant des manœuvres nécessitées par l'opération. Elles ont, d'ailleurs, affecté les caractères qu'on attribue à ce qu'on a très justement appelé les équivalents de l'épilepsie partielle.

Le malade, depuis deux mois, n'a présenté aucune manifestation épileptique. Il se considère comme guéri. La plaie du crâne est parfaitement cicatrisée. Il persiste une dépression au niveau du point trépané, mais cette dépression ne gêne nullement le malade, et à l'inspection du crâne on ne cons-

tate rien d'anormal. C'est seulement à la palpation qu'on peut
sentir cette dépression.

N. B. — M. Ballet nous a appris qu'à l'heure actuelle la
guérison s'était maintenue complète.

Observation VI (W. KEEN, de Philadelphie).

*Épilepsie essentielle. — Trépanation. — Ablation d'une
parcelle de substance cérébrale. — Amélioration.*

Le sujet de l'observation est un jeune homme de 20 ans,
qui eut sa première attaque d'épilepsie à l'âge de treize ans ;
depuis ce moment jusqu'au jour de l'opération, le nombre de
ses attaques a graduellement augmenté, devenant aussi de plus
en plus prolongées et intenses.

Le point de départ de l'aura étant toujours une sensation
de contraction de la main gauche, M. Keen pensa que l'origine
du mal était probablement localisée dans la région du centre
moteur cérébral de l'extrémité supérieure, centre qui, comme
on le sait, est placé dans les circonvolutions qui entourent la
scissure de Rolando. Il se proposa donc de trépaner en cet
endroit, de rechercher le centre moteur de la main gauche et
d'exciter cette partie. L'opération a été faite le 30 avril 1888.

Le chirurgien appliqua le trépan dans la région du centre
moteur du membre supérieur gauche, centre situé dans les
circonvolutions avoisinant la scissure de Rolando dans l'hé-
misphère droit. Il enleva d'abord un disque osseux de quatre
centimètres et demi de diamètre ; cette ouverture, n'étant pas
reconnue suffisante, fut agrandie et portée à sept centimètres
et demi de long sur six centimètres et demi de large. On constata que les méninges étaient œdématiées, et lorsque celles-ci
furent incisées, on se trouva en présence de trois circonvolutions parallèles, ce qui offrit une certaine difficulté pour déter-

miner quelles étaient les circonvolutions que l'on avait sous les yeux.

Pour déterminer le centre recherché, M. Keen employa une batterie faradique, et constata que l'application du courant sur la circonvolution pariétale ascendante, à la partie postérieure et inférieure de la scissure de Rolando, produisait une contraction de la main gauche. Cette partie fut alors excisée (?), le tissu cérébral enlevé paraissait normal à l'examen macroscopique.

Le champ opératoire lavé antiseptiquement, on procéda à l'occlusion de la plaie ; la dure-mère fut fixée et le disque osseux, ainsi que les nombreux fragments qu'on avait été obligé d'enlever pour agrandir l'ouverture crânienne, furent replacés dans leur position normale. La plaie fut drainée. Le cinquième jour, on enleva les points de suture, et le huitième le malade se levait et se promenait dans l'hôpital ; la tempéture n'a jamais dépassé 38°.

Aujourd'hui, le crâne est absolument intègre ; le disque ainsi que les fragments osseux sont réunis.

Le nombre des attaques a augmenté quelques jours après l'intervention chirurgicale, pour diminuer ensuite d'une façon graduelle comme nombre, durée et intensité.

Observation VII (H. Bennett et Pearce Gould).

Contusion de la tête. — Épilepsie avec manie furieuse. — Trépanation. — Guérison.

Le malade, sujet de cette observation, avait reçu, il y a six ans, une violente contusion à la tête du côté droit. Il perdit connaissance et on le transporta à l'hôpital, où il ne tarda pas à revenir à lui et où il ne resta que le temps de faire panser une plaie du cuir chevelu. Rentré à la maison, il ne se plaignait que d'un peu de mal de tête et de douleur locale. Au

bout de peu de jours, il était en apparence tout à fait
rétabli.

Six semaines après, cependant, survint une attaque d'épilepsie avec mouvements spasmodiques limités au côté gauche;
quinze jours plus tard les accidents se renouvelèrent, et pendant les six années qui suivirent, le malade eut en moyenne
un accès par semaine. L'état général était bon, mais chaque
accès était suivi d'une attaque de manie furieuse durant plusieurs heures, et quelquefois plusieurs jours. De 1882 à 1885
on fut obligé d'enfermer le malade dans un asile d'aliénés. On
essaya tous les moyens de traitement ordinaires, mais sans
succès ; en mai 1886, il entra à l'hôpital des épileptiques et
paralytiques, et fut placé sous les soins de M. Bennett.

La santé générale était bonne et l'examen des viscères ne
révélait rien d'anormal. Sur le pariétal droit se trouvait une
cicatrice cutanée mobile, non douloureuse à la pression, et au-
dessous de laquelle l'os paraissait être normal. Parfois, une
pression un peu forte exercée sur la cicatrice était accompagnée
d'une sensation de lueur rouge devant les yeux, et suivie de
perte de connaissance pendant quelques secondes. La cicatrice
était située à huit centimètres de la ligne médiane du crâne et
à six centimètres en arrière du conduit auditif. Il n'y avait ni
paralysie, ni trouble de la sensibilité générale ou spéciale.
Le fond de l'œil était normal.

Le malade resta en observation pendant deux mois et
continua à avoir une attaque chaque semaine. Il devenait
irascible, laissait tomber les objets qu'il tenait dans ses
mains, puis perdait connaissance. Ensuite survenaient des
convulsions, surtout marquées du côté gauche. L'accès était
suivi d'une agitation violente, qui, à son tour, faisait place à
un sommeil profond. Au bout de quelques heures, le malade
s'éveillait et se plaignait de mal de tête. Le lendemain, il
était dans son état habituel. L'accès était précédé d'une

sensation de lueur rouge devant les yeux, et, pendant la période de manie, le malade paraissait vouloir se défendre contre des objets ou des personnes qui l'effrayaient. Tout traitement ayant échoué, on se décida à pratiquer une opération chirurgicale.

Le 8 juillet. M. Gould appliqua une large couronne de trépan au siège de la cicatrice. L'os enlevé était normal, ainsi que la dure-mère ; on incisa cette dernière circulairement et on découvrit l'écorce cérébrale qui présentait son aspect habituel ; on pratiqua dans le cerveau quatre ponctions exploratrices avec un couteau à lame étroite et une seringue de Pravaz. Ne trouvant rien d'anormal, M. Gould ferma la plaie qui, au bout d'une huitaine de jours, était cicatrisée, sauf au niveau du drain. Peu après la guérison était complète.

L'opéré a été revu pour la dernière fois le 8 décembre 1886; il n'a eu aucune attaque depuis la trépanation et peut maintenant travailler comme autrefois.

Observation VIII. (Haves Agness de Philadelphie.)

Fracture du crâne. — Épilepsie. — Trépanation. — Guérison.

Un homme âgé de 35 ans fut frappé, en 1876, à la région frontale gauche, par un verre à bière; il resta six heures sans connaissance. Depuis cette époque, il a eu des maux de tête d'une façon continue, mais variables comme intensité. Six semaines après l'accident, il eut sa première attaque d'épilepsie, attaque qui se renouvela, par la suite, tous les trois mois environ; depuis quelques mois ce nombre s'est subitement élevé à six ou sept attaques par jour, un accès de colère ou une excitation quelconque suffisant à les produire.

Il fut traité par le bromure de potassium, et pendant une

période de dix-huit mois ses attaques disparurent complètement, pour reparaître et rester enfin rebelles à tout traitement.

L'accroissement du nombre des attaques dans l'année 1886,
a décidé M. Agness à intervenir chirurgicalement.

Pendant l'opération, le champ opératoire fut irrigué conti-
nuellement avec une solution de bichlorure de mercure. Le
disque osseux enlevé ne présentait rien de particulier : quant
à la dure-mère, elle fut trouvée très épaissie. Les suites
opératoires furent des plus simples et le malade, se trouvant
tout à fait bien six jours après l'opération, s'enfuit la nuit de
l'hôpital et, six semaines plus tard, envoyait une lettre de
reconnaissance, annonçant qu'il se trouvait parfaitement
bien.

Observation IX

(Due à l'obligeance de M. J.-L. CHAMPIONNIÈRE)

*Épilepsie. — Parésie du membre supérieur droit. —
Troubles de la parole. — Trépanation. — Ablation
d'une hyperostose. — Amélioration de l'épilepsie et de
la parésie. — Amélioration des troubles de la parole.*

Le nommé Michel Henry, âgé de 29 ans, exerçant la
profession de peintre, entre le 5 février 1886 à l'hôpital
Tenon, salle Nélaton, lit n° 13.

Cet homme, qui est alcoolique, a pris sa première attaque
d'épilepsie il y a trois ans. Elle est survenue brusquement : il a subitement perdu connaissance, s'est mordu la
langue, son bras droit s'est paralysé ; depuis cette époque
il a eu plusieurs crises, sept en tout ; les dernières sont
survenues il y a trois mois ; pendant un mois il a été tout
à fait aphasique ; il est rentré à l'hôpital à diverses reprises (service de M. Dreyfus), et a pris de l'iodure de

potassium. Il nous est amené par sa mère, ancienne opérée d'ovariotomie.

A son entrée on constate que la parole est très embarrassée : c'est à peine si on peut comprendre ce qu'il dit ; la main droite est très faible ; le malade ne peut s'en servir pour serrer.

Le 10 *février* 1886, trépanation dans la région motrice gauche, en bas et en avant de la ligne Rolandique.

Incision en T, dont la branche postérieure repose sur la ligne Rolandique. Une grande couronne de trépan est appliquée ; en avant de celle-ci, on place une couronne plus petite qu'on réunit à la première en faisant sauter le pont osseux qui les sépare ; on tombe sur une hyperostose qui est complètement enlevée.

L'opération a duré trois quarts d'heure.

Chloroforme Yvon : 75 grammes.

Aucun vomissement. Le malade se trouve très bien dès le lendemain et parle mieux.

Suites des plus simples.

Dès le deuxième jour, la main, qui ne pouvait être relevée, était portée facilement sur la tête. La jambe ne traînait plus.

Pas une seule attaque d'épilepsie pendant les deux mois de séjour à l'hôpital.

Il persiste encore quelques troubles de la parole.

Observation X

(Due à M. le Dr J.-L. CHAMPIONNIÈRE)

Épilepsie datant de l'enfance. — Trépanation. — Continuation des attaques.

Le nommé Rég. Lucien entre, au mois de février 1887, à l'hôpital Tenon, salle Nélaton, lit n° 5. Cet homme, âgé de 24 ans, est épileptique depuis l'âge de quatre ans.

A l'âge de huit ans, il a fait une chute sur la tête, chute qui paraît être cause d'un cal siégeant sur l'occipital ; il a toujours eu des attaques fréquentes ; depuis peu, cependant, ces attaques se sont multipliées et il passe rarement une semaine sans en avoir une : aucune d'elles n'a été accompagnée d'aphasie, ni de troubles paralytiques.

Le malade est bien développé, mais il présente une asymétrie de la face très marquée. D'une intelligence médiocre, il est d'un caractère doux, en dehors de ses attaques.

En l'absence de toute localisation, M. Championnière se décide à trépaner dans la région des centres, à gauche, parce que ce côté est déformé et atrophié.

L'opération a lieu le 25 février 1887 ; une grande couronne est appliquée : hémorragie intense par la raie de la scie ; l'os est plus épais en arrière qu'en avant, et la grande couronne a entamé la dure-mère et l'arachnoïde. Une couronne plus petite est placée au niveau de l'épaississement osseux. Le pont qui sépare les deux ouvertures est supprimé. La dure-mère est incisée.

La perte de sang a été assez sérieuse.

Les suites de l'opération sont simples.

Le 5 mars, accès épileptique très court et sans grand bruit pendant la nuit.

Le 8 mars, le malade sort en bon état : la plaie est complètement cicatrisée.

Le malade revu, le 21 mars, nous apprend qu'il a eu trois accès : ceux-ci paraissent plus rapprochés, mais sont plus légers ; les premiers n'ont pas occasionné de morsures de la langue ; au dernier il y a eu morsure.

Observation XI
(Due à M. J. L. Championnière)

Chute sur la tête. — Vertiges et douleurs frontales. — Trois trépanations en trois ans. — Améliorations successives puis rechutes. — Amélioration à la dernière opération.

J'ai trépané aujourd'hui, 24 mars 1887, pour la seconde fois, le nommé Sci... Guillaume, âgé de 56 ans, exerçant la profession de menuisier.

Cet homme, bien portant jusqu'en 1886, avait, à la suite d'une chute dans un escalier, la tête ayant porté, été pris de douleurs frontales et de vertiges très singuliers. Le vertige était devenu si insupportable qu'il rendait tout travail impossible.

Sans indication précise sur la région du choc, je le trépanai sur la ligne des centres le 19 août 1886 (1re trépanation).

Les suites de l'opération furent très simples, le soulagement fut marqué les premiers jours ; il pouvait fixer les objets un peu élevés, sans vertiges. Amélioré sensiblement, il partit pour Vincennes le 19 novembre 1886.

Il quitta la maison de convalescence huit jours plus tard, pensant être en état reprendre sa profession de menuisier en pianos. Mais au bout d'une semaine, pendant qu'il maniait un peu vivement le rabot, il fut repris des mêmes accidents. Le vertige s'accentuant, il rentra à l'hôpital Tenon, demandant si on ne pourrait pas le soulager à nouveau.

A l'examen, il est facile de constater qu'il présente à la partie supérieure et la plus élevée du crâne, près la ligne médiane, une dépression profonde, dans laquelle on enfonce le pouce tout entier.

Aucune douleur dans la région : on voit, mieux qu'on ne

sent, les battements cérébraux. Le malade est en état de vertige perpétuel, juste comme il se trouvait avant l'opération, sa démarche est incertaine. Il ne peut avancer que les yeux fixés à terre. Aussitôt qu'il les relève, il est sur le point de tomber et obligé de se retenir. La seule douleur qu'il ressente est une douleur frontale ; on dirait que quelque chose lui serre le front. Dans ces conditions, il demande si on ne pourrait pas le modifier par une opération.

Il a subi toutes sortes de traitements, par le mercure, l'iodure et le bromure de potassium.

Le 24 mars 1887, le malade est rasé puis endormi (2e trépanation).

Au niveau de la partie moyenne du pariétal droit, sur la partie latérale du crâne, existe une sorte de méplat : je pense qu'il est préférable de pratiquer la perte de substance dans cette région.

Incision en T, convertie plus tard en incision cruciale. Application de la grande couronne d'abord, d'une plus petite ensuite : les deux ouvertures sont réunies. L'os saigne beaucoup. Des veines des méninges ayant été blessées, donnent une assez grande quantité de sang. Lavages avec de l'eau phéniquée forte, puis avec l'eau de Pagliari. Trois fils de catgut sont empilés dans la dépression pour permettre la formation d'un caillot.

Un drain court est placé.

Pansement avec gaze iodoformée, sachets absorbants et ouate de tourbe.

Suites opératoires des plus simples.

Le sujet reste complètement guéri pendant près d'un an ; puis a repris quelques vertiges ; enfin, vers la fin de janvier 1888, a des vertiges comme avant l'intervention ; cependant ils paraissent moins intenses. (Le sujet semble être alcoolique à un haut degré.)

Le 28 *janvier* 1888 (3° trépanation). Je choisis la région des centres à gauche.

Incision en T : deux grandes couronnes sont placées ; l'ouverture est encore agrandie avec la pince-gouge jusqu'à avoir sept centimètres sur cinq.

Durée de l'opération : une heure cinq minutes.

Chloroforme hospitalier : 50 grammes.

Le malade a encore des étourdissements, mais il peut marcher et part pour Vincennes deux mois après.

Observation XII

(Due à M. le Dr J.-L. Champonnière)

*Épilepsie avec troubles moteurs. — Trépanation. —
Guérison.*

Thieb. Al., sellier, âgé de 22 ans, entre à l'hôpital le 17 août 1887.

Cet homme, qui m'a été amené par un autre opéré pour épilepsie, n'est épileptique que depuis l'âge de dix-sept ans ; sa famille ne présente, parmi ses membres, aucun cas d'accidents comitiaux.

Les attaques se sont souvent accompagnées de phénomènes de contracture dans le bras et la main droite ; il ne paraît pas y avoir jamais eu de troubles de la parole. Le malade accuse, par intervalles, de la lourdeur dans cette main. Le 18 août 1887, trépanation.

Après détermination de la ligne Rolandique, je prends mes mesures pour ouvrir le crâne un peu en avant de la partie moyenne de cette ligne. Incision avec lambeau triangulaire antérieur. Une première couronne de trois centimètres est placée ; nouvelle couronne au-dessus et en arrière; le pont osseux qui les sépare est supprimé avec la pince-gouge. Le crâne est très épais.

La dure-mère est sectionnée ; l'arachnoïde est ouverte en deux points (on voit bien le sillon de Rolando). Il se produit alors une hémorragie intense par un vaisseau méningé (veine). Je place un catgut à la partie supérieure de la perte de substance, pour arrêter l'hémorragie.

Sutures sur le péricrâne. Drainage.

Durée de l'opération : une heure vingt.

Chloroforme Yvon : 75 grammes.

Quelques vomissements.

Le lendemain 10 août, le pansement inondé de liquide céphalo-rachidien est changé.

Le sujet est sorti le 16 novembre 1887 en excellent état. Nous avons pu apprendre que dix mois après il n'avait pas eu un seul accès épileptique.

Observation XIII
(Due à M. le Dr J.-L. Championnière)

Épilepsie à l'âge de 14 ans. — Trépanation. — Persistance des accidents.

Th. Henry, âgé de 20 ans, s'est présenté à la consultation pour des écorchures reçues dans une chute pendant une attaque d'épilepsie.

Il est épileptique depuis l'âge de quatorze ans ; son père est mort du delirium tremens ; il a un frère aîné qui est aussi atteint de mal comitial.

Aucun accident pendant l'enfance : le premier accès est survenu sans cause apparente ; il a maintenant des attaques tous les mois ; quelquefois les intervalles sont plus considérables.

Ces attaques sont courtes, sans aura, précédées d'un cri initial ; les mouvements sont peu marqués ; le malade est dans l'hébétude les jours qui suivent.

La sensibilité est partout intacte.

Il a subi, sans succès, pendant un an, un traitement au bromure de potassium.

Le 2 juin 1887, trépanation dans la région des centres, à gauche.

Incision cruciale au lieu d'élection. Il est placé deux couronnes, une grande (trois centimètres) et une petite (deux centimètres). La dure-mère et l'arachnoïde sont incisées avec précaution, un peu en arrière du sillon de Rolando.

Méninges et cerveau normaux.

Deux drains sont placés, l'antérieur un peu gros.

Durée de l'opération : une heure.

Chloroforme hospitalier : 120 grammes ; son administration a été accompagnée de beaucoup de vomissements et d'agitation.

Le lendemain, l'oreiller était inondé de liquide céphalo-rachidien.

Les suites opératoires ont été des plus simples, mais les accidents épileptiques ont persisté.

Observation XIV (Inédite)

(Due à M. le Dr J.-L. Championnière)

Épilepsie depuis un an. — Douleurs de tête. — Trépanation. — Plus d'accès après un mois.

La nommée Guil., Berthe, âgée de 19 ans, entre à l'hôpital Saint-Louis le 20 novembre 1888.

Son père est alcoolique (*absinthique*) : aucun accident comitial dans la famille.

Elle a eu son premier accès épileptique il y a un an (elle avait dix-huit ans alors), en se levant le matin et sans cause apparente.

Elle est bien réglée depuis l'âge de douze ans. Ses attaques reviennent tous les mois à l'époque de ses règles ordinairement.

Pendant son séjour à l'hôpital, avant l'opération, elle a eu deux attaques, dont une courte.

Durant l'attaque, perte de connaissance, aucun mouvement, écume aux lèvres. Dans l'intervalle, douleurs de tête constantes à droite et au sommet de la tête, spontanément et à la pression.

Trépanation le 6 décembre 1888.

Incision en lambeau convexe en bas sur la région postérieure du pariétal, c'est-à-dire sur la région douloureuse.

Une couronne de deux centimètres est appliquée : le crâne épais, dur et peu vasculaire, est difficile à réséquer : l'orifice est plus que doublé à l'aide de la pince-gouge.

La dure-mère est ouverte en croix : l'incision des méninges laisse apercevoir le cerveau rougeâtre et très tendu ; l'écoulement du liquide céphalo-rachidien est assez minime. Le sang est perdu en assez grande abondance. Il est fait des sutures sans aucune ligature.

Un drain est placé dans la plaie.

Le cuir chevelu est suturé avec dix crins de Florence.

Durée de l'opération : une heure.

Chloroforme hospitalier : 60 grammes.

Beaucoup de vomissements pendant deux jours.

La malade accuse un peu d'engourdissement dans la main gauche.

Un accès aussitôt après l'opération.

Un autre accès au moment des règles.

Un troisième le jour de la sortie de l'hôpital (le 11 février 1889).

Depuis plus un seul accès.

Observation XV (Inédite)
(Due à M. le Dr J.-L. Championnière)

*Fracture ancienne du pariétal gauche. — Épilepsie. —
Trépanation. — Guérison.*

Le nommé Rif., J.-B., âgé de 44 ans, employé de l'octroi, rentre à l'hôpital Saint-Louis, service de M. Championnière, au mois de juillet 1888.

Dans une chute de cheval, en 1872, cet homme s'est fait une fracture de la partie postérieure du frontal gauche (fracture compliquée de plaie). A ce moment, peu d'accidents, mais, deux ans plus tard, survint une première attaque d'épilepsie : au début, les attaques furent rares, mais elles devinrent plus fréquentes par la suite et obligèrent le malade à prendre sa retraite.

A son entrée, on constate un enfoncement très net sur le frontal : le malade accuse, en arrière de cet enfoncement, des douleurs intolérables.

Opération le 5 juillet 1888.

On applique la grande couronne de trois centimètres au niveau de l'enfoncement osseux : cette ouverture est agrandie à l'aide de la pince-gouge, de manière à circonscrire complètement la plaie de l'ancienne fracture.

Les méninges et le cerveau ne présentent rien de remarquable.

La plaie est refermée. Sutures sur le péricrâne.

Durée de l'opération, une heure vingt-cinq.

Chloroforme hospitalier, 60 grammes.

L'écoulement du liquide céphalo-rachidien a été abondant et constant pendant les jours qui ont suivi l'opération.

Cet homme a eu quelques attaques légères dans les jours qui suivirent. Depuis, plus d'attaques et plus aucune douleur de tête.

Observation XVI (Inédite)
(Duc à M. le Dr J.-L. CHAMPIONNIERE)

*Épilepsie datant de la première enfance. — Trépanation.
— Amélioration.*

Le jeune Fri., Henry, âgé de 11 ans 1/2, rentre à l'hôpital
Saint-Louis le 31 juillet 1888, service de M. Championnière.

Ses antécédents héréditaires sont déplorables : son père
est aliéné, sa sœur jumelle est morte à cinq mois, de convulsions. Lui-même aurait été également atteint de convulsions
au même âge.

Depuis sa première enfance, il prenait une attaque d'épilepsie environ tous les mois ; il était resté neuf mois sans en
avoir, lorsque, il y a deux ans, il a été effrayé par un homme
qui voulait le frapper ; à partir de ce moment, il eut des crises
très fréquentes, se répétant jusqu'à deux fois dans la même
journée.

Le malade, bien développé, est d'une intelligence moyenne,

Dans les premiers jours de son séjour à l'hôpital, il eut
trois crises d'épilepsie bien nettes, mais ne présentant pas de
phénomènes localisés, sauf un peu de difficulté de l'élocution.
Il existe de l'asymétrie faciale.

Opération le 0 août 1888.

Deux larges couronnes de trépan (trois centimètres) sont
appliquées dans la région des centres à gauche : les ouvertures sont réunies et agrandies à l'aide de la pince-gouge.

Le crâne est très épaissi. Les méninges sont incisées et
paraissent normales.

Suites opératoires simples : pas d'accès dans les deux
premiers jours ; quelques crises plus tard, s'espaçant de plus
en plus et perdant en intensité.

Observation XVII (Inédite)
(Due à M^r le Dr J. L. Championnière)

Épilepsie depuis l'âge de treize ans. — Idiotie. — Tré-panation. — Pas de résultat.

Le nommé Cro..., Georges, entre à l'hôpital St-Louis, le 4 décembre 1888, service de M. Championnière.

Il est âgé de 19 ans et exerce la profession de tourneur; depuis l'âge de treize ans il est atteint de crises épileptiques tous les quinze jours environ; aucune aura, aucun souvenir après la crise; il ne se plaint d'aucune douleur, son intelligence est presque nulle. Pas d'antécédents comitiaux dans sa famille. Le 9 décembre 1888, il prend une attaque qui laisse après elle des troubles manifestes de la parole.

Opération le 13 décembre 1888.

Lambeau semi-circulaire au-dessus de l'oreille gauche: incision sur le temporal: application de la grande couronne et agrandissement de l'ouverture, jusqu'à donner une baie de six centimètres sur cinq et demi de diamètre.

Incision de la dure-mère; le cerveau est très saillant: il se fait un écoulement abondant de sérosité.

Le lambeau est rabattu et suturé avec douze crins de Florence. Un drain est placé.

Durée de l'opération, cinquante-cinq minutes.

Chloroforme hospitalier, 60 grammes.

Un seul vomissement après l'opération.

Les suites immédiates ont été excellentes: mais les crises d'épilepsie se sont reproduites.

Les allures de ce sujet sont bizarres: c'est presque un aliéné épileptique: depuis l'opération il paraît cependant moins inintelligent.

Observation XVIII (Inédite)
(Duc à M. le Dr J.-L. Championnière)

Traumatisme du crâne. — Accidents cérébraux. — Gâtisme. — Trépanation. — Amélioration.

Le nommé Ba..., Henry, officier, âgé de 40 ans, entre à l'hôpital St-Louis, le 16 novembre 1888, service de M. Championnière.

Ce malade est tombé de cheval il y a quatre ans et s'est fait une petite plaie sur la portion droite du crâne: deux mois et demi plus tard, il fut atteint de paralysie des quatre membres (?): pendant un mois l'impotence fut complète, mais il put reprendre son service, qu'il n'a quitté que cette année, en avril.

A son entrée, il présente les phénomènes suivants : Fatigue générale, troubles vagues, tremblement de la langue et des mains, parole hésitante, troubles cérébraux : de temps en temps il a de l'incontinence des matières fécales au lit et même debout.

L'examen local révèle une cicatrice à droite sur le crâne : la région est douloureuse à la pression, mais ne présente aucune irrégularité.

Opération le 3 décembre 1888.

Incision en T sur la région des centres, pour arriver sur le centre de la parole: en ce point on applique la grande couronne de trépan, la manœuvre de la pince-gouge double à peu près l'ouverture en avant.

Après avoir fendu en T la dure-mère, on remarque de la congestion et un aspect rougeâtre singulier des méninges: incision de l'arachnoïde : il s'écoule un peu de sérosité: un point saignant est obturé à l'aide d'un fil de catgut laissé en place dans l'os.

Suture du péricrâne. Un drain en arrière.

Chloroforme hospitalier, 65 grammes.

Durée de l'opération : Une heure cinq minutes.

Pas de vomissements. Suites opératoires des plus simples.

Le malade sort de l'hôpital le 20 janvier 1880, avec un peu d'amélioration de la parole ; la marche s'effectue mieux, mais il continue à perdre ses matières au lit, alors qu'il les garde lorsqu'il est debout.

Revu le 14 mars 1889. — Amélioration très notable ; il marche bien, n'a plus du tout d'incontinence, la parole est plus facile : il y a un retour sensible de l'intelligence.

Revu le 10 juillet 1889. — L'intelligence est restée altérée malgré le retour complet de la parole.

(Communication orale de M. J.-L. Championnière.)

Observation XIX
(Due à M. le D' J.-L. Championnière)

Plaie ancienne du crâne. — *Hémiplégie.* — *Crises épileptiformes.* — *Trépanation.* — *Guérison.*

Le nommé M... Marcel, 27 ans, colporteur, entre à l'hôpital Saint-Louis, le 2 janvier 1888, service de M. Championnière.

Cet homme a reçu, le 14 février 1882, un coup de couteau sur la tête. Le couteau aurait pénétré à une grande profondeur et aurait été retiré avec peine par les assistants. A la suite, il resta pendant quinze jours dans le coma, paralysé du côté droit et de la face ; plus tard, difficulté de la parole. Troubles de la mémoire.

Il resta dans le service de M. le Professeur Verneuil jusqu'au 24 mars, puis fut traité pendant onze mois à la Salpêtrière, dans le service de M. le Professeur Charcot ; vers la fin de son séjour il récupéra la parole et la mémoire.

Il sortit de la Salpêtrière en février 1883 et eut sa première attaque épileptiforme en juin 1883 ; quatre mois plus tard, deuxième attaque ; peu à peu, les accès deviennent plus fréquents (à peu près un tous les mois).

Il peut marcher en boitant, le grand pectoral est contracturé et le bras droit atrophié.

L'opération est faite le 5 janvier 1888.

Le trou de la blessure existe sur le frontal, en avant de la région des centres.

Incision sur la ligne Rolandique. Application de la grande couronne au milieu de la région des centres ; une autre est placée en avant, juste sur le siège de la blessure ; la dure-mère adhérente est écorchée par la dent de la scie ; augmentation de l'orifice en avant, à l'aide de la pince-gouge. Incision de la dure-mère qui est aplatie. Écoulement d'une assez grande quantité de liquide céphalo-rachidien ; quatre ligatures, quatorze sutures, un drain.

Durée de l'opération, une heure.

Chloroforme Yvon, 45 grammes.

Beaucoup de vomissements.

Premier pansement le lendemain : l'oreiller est inondé de liquide céphalo-rachidien. Le drain est changé.

Le 8, au matin, une crise épileptiforme.

Nouveau pansement, le tube est enlevé.

Cicatrisation rapide. Depuis, plus de crises, plus de douleurs de tête. La main est devenue beaucoup plus puissante.

Observation XX (Inédite)
(Due à M. le Docteur J.-L. Championnière)

Traumatisme de la région sourcilière. — Épilepsie. — Trépanation. — Pas d'accès depuis l'opération.

L... Edmond, journalier, 32 ans. Hôpital Saint-Louis. Il y a quatre ans, cet homme a reçu un coup de pied de cheval sur la région frontale droite : on en voit la cicatrice au-dessus du sourcil. En mai 1887, nouveau coup de pied de cheval, sur la région sourcilière, après lequel il resta cinq semaines au lit et perdit la vue de l'œil droit. Huit mois après, crises épileptiformes : les dernières ont eu lieu en novembre 1888.

Opération, le 3 janvier 1889.

Lambeau à courbure postérieure, application d'une petite couronne au centre du foyer de la fracture et agrandissement avec la pince-gouge ; tout le foyer est supprimé après détachement de la dure-mère adhérente.

Durée de l'opération, une heure.

Chloroforme hospitalier, 55 grammes.

Guérison opératoire rapide. Le malade sort en très bon état, et jusqu'à présent n'a eu ni douleurs, ni crises épileptiques.

Observation XXI (Inédite)
(Due à M. le Docteur J.-L. CHAMPIONNIÈRE)

*Ancienne fracture du crâne. — Accidents épileptiformes.
Trépanation. — Pas de résultat.*

Le nommé Cla... Joseph-Ernest, 25 ans, vigneron, envoyé par le D' Clavier d'Arlay, entre à l'hôpital Saint-Louis, le 21 janvier 1889, service de M. Championnière. Cet homme a reçu, en 1878, un coup de bigot (instrument en fer à deux dents), qui a produit un enfoncement du crâne, à la partie postérieure du pariétal gauche : il y eut plaie et issue d'esquilles. A ce moment, il n'y eut aucun accident sérieux. L'année suivante eut lieu la première attaque. Les attaques sont venues d'abord tous les quinze jours, puis tous les mois; depuis, un peu plus rares : il est resté trois mois sans en avoir; mais depuis quelque temps elles se sont multipliées (vingt jours d'intervalle entre les deux dernières).

Les attaques sont généralisées d'emblée; il existe des douleurs de tête très violentes.

La dépression est facile à sentir, il existe à son niveau des adhérences de la peau.

Opération, le 24 janvier 1889.

Lambeau courbe à convexité supérieure, une petite couronne est placée au-dessus du foyer (la scie a pénétré un peu dans les méninges). Tout le foyer déprimé est enlevé ; au-dessous, on trouve une véritable chambre, contenant du liquide céphalo-rachidien qui s'écoule en abondance. Les méninges adhérentes en masse sont détachées. La baie crânienne est considérable, elle mesure environ six centimètres sur quatre. Peu d'hémorragie.

Deux ligatures, quatorze sutures au crin de Florence, un drain.

Durée de l'opération, 55 minutes.

Chloroforme hospitalier, 50 grammes.

Peu de vomissements. Quelques douleurs de tête.

Suites opératoires excellentes.

Le malade a eu deux attaques successives, le 24 février, juste un mois après l'opération.

Le malade visé par l'observation XXI est actuellement complètement remis et n'a pas eu de nouvel accès.

Observation XXII (Inédite
(Due à M. le D' J.-L. Championnière)

Hémorragie cérébrale. — Crises épileptiformes. — Trépanation. — Plus d'accès à partir du surlendemain de l'opération.

Le nommé Br., Guillaume, 53 ans, charbonnier, venant du service de M. Letulle, rentre à l'hôpital Saint-Louis, le 26 janvier 1889, dans le service de M. Championnière.

Les accidents ont paru dans le mois de mai 1887. Brusquement le malade tomba, perdit connaissance et fut paralysé (incomplètement) de la main droite.

Huit jours plus tard, il fut atteint de vertiges et eut son premier accès, s'accompagnant de convulsions dans la main droite. D'abord limitées, les attaques se généralisent.

Depuis, contracture de la main droite, jambe traînante ; la commissure labiale est deviée à droite, la parole un peu embarrassée.

Depuis quelques mois les attaques sont devenues très fréquentes ; au début une tous les mois, puis une tous les quinze jours.

Affaiblissement intellectuel marqué, perte de la mémoire.

L'état général s'est maintenu bon.

Opération, le 7 février 1880.

Une couronne de trépan est placée en bas et en avant de la ligne Rolandique : l'ouverture est agrandie de façon à découvrir la circonvolution frontale ascendante; baie de six centimètres et demi sur quatre.

La dure-mère assez difficile à détacher est ouverte en avant du sillon de Rolando; on découvre un foyer à parois opalines. Ouverture du foyer et excision d'une portion de paroi ; il contient une matière ocreuse, reste de foyer sanguin. Nettoyage.

Il est fait un point de suture au catgut sur la dure-mère. Fermeture de la plaie qui a la forme d'un T à tête postérieure. Un drain. L'écoulement de sang a été assez abondant. Durée de l'opération : une heure et demie.

Chloroforme hospitalier : 80 grammes (son application a été très difficile; beaucoup de vomissements).

Suites simples.

Attaque épileptiforme le 10 au matin.

Plus d'autres accès depuis.

Observation XXIII

(Empruntée au mémoire de M. le Dr Championnière).

Vertiges. — Douleurs et bruits continuels dans la tête. — Trépanation. — Disparition des douleurs; les bruits persistent.

La nommée D., Madeleine, âgée de 18 ans, demoiselle de magasin, entre, le 6 février 1888, à l'hôpital Saint-Louis, salle de l'Isolement, lit n° 5.

Elle est envoyée par le Dr Babinski, pour des douleurs crâniennes avec bruit.

Ces douleurs ont débuté il y a trois ans, et depuis un an elles sont intolérables. Elles s'accompagnent d'un bruit de sonnettes perçu par la malade. On a pratiqué l'extirpation des amygdales, puis de polypes du nez, mais sans obtenir aucun résultat. La malade affirme, en outre, avoir eu par l'oreille gauche un écoulement qui aurait duré deux jours et ne se serait pas renouvelé.

Elle a fréquemment des vertiges. Les douleurs qu'elle éprouve sont spontanées, mais on les réveille en exerçant une pression au niveau de la bosse pariétale gauche, au-dessous de laquelle je place le centre de ma première couronne.

Opération le 20 mars 1888.

Incision en T, dont la branche horizontale est convexe en bas. Application de la grande couronne sur la bosse pariétale, puis une deuxième fois au-dessous, dans la direction de l'apophyse mastoïde; le pont intermédiaire est enlevé. Ouverture de la dure-mère en deux points et de l'arachnoïde. Le cerveau a une tendance à faire hernie. Peu de sang, mais écoulement abondant de liquide céphalo-rachidien. Suture de la plaie, dans laquelle on établit un drain qui ne va pas jusqu'au cerveau.

Pansement iodoformé, sachets, ouate de tourbe.

Chloroforme Yvon : 50 grammes.

Pendant quarante-huit heures, la malade a des vomisse-ments intenses avec douleurs de tête très vives. L'oreiller est inondé de liquide. Le pansement est renouvelé le 31 mars et le drain supprimé. Le lendemain le pansement est encore tra-versé ; on ne le change que le 3 avril. Le 6, nouveau panse-ment ; la plaie est en bon état. Jusque-là, la température s'était maintenue légèrement élevée (entre 38° et 38°5), mais elle redevient normale. La plaie est complètement guérie le 11 avril.

La malade reste deux mois dans le service, puis elle sort le 8 juin 1888.

Elle est très notablement améliorée en ce qui concerne les douleurs, mais les sifflements persistent toujours. Toutefois, la marche est assurée. Localement, les cheveux qui repous-sent masquent si bien l'orifice qu'on doit le chercher pour le sentir.

Il a été publié depuis quelque temps de nom-breuses observations de trépanation dans l'épi-lepsie symptomatique : nous ne pouvons les rap-porter toutes et nous nous contenterons de les signaler.

Briggs a pratiqué trente fois cette opération, le résultat a été de vingt-six guérisons, trois amélio-rations, une mort.

Horsley a, de son côté, trépané de nombreux malades, mais les observations n'ont pas été pu-bliées *in extenso*.

Algeri a eu un beau succès chez un jeune homme atteint de crises épileptiformes, conséquence d'un traumatisme : l'opération faite une année après l'accident permit de relever un fragment osseux enfoncé dans le cerveau et fit complètement cesser les attaques.

De plus, nous observons actuellement un malade à l'hôpital Saint-Étienne, qui paraît atteint d'épilepsie Jacksonnienne et que nous pensons pouvoir opérer. (Attaques à peu près tous les huit jours.)

CHAPITRE V

CONSIDÉRATIONS GÉNÉRALES

Ce qui nous frappe le plus, après examen des observations qui précèdent, c'est l'innocuité de l'opération : c'est sur ce point que nous voulons insister tout d'abord. Ces observations, nous ne les avons pas choisies à dessein; on s'en rendra facilement compte, car nous en rapportons un certain nombre, dans lesquelles l'intervention n'a pas donné de résultat. Nous ne croyons pas que, dans le cours de ces dernières années, la trépanation, faite par des chirurgiens pénétrés des doctrines antiseptiques; ait donné des cas de mort. M. Championnière, dans vingt-neuf cas en dehors du traumatisme, n'a pas eu un seul accident. Dans quel. ques cas, il est survenu des incidents opératoires. tels que : enfoncement de la rondelle dans la substance cérébrale, hémorragie abondante, coup de scie dans les méninges, etc., tous ces incidents n'ont eu aucun inconvénient consécutif et la grande majorité de nos opérés ont été guéris de leur plaie chirurgicale dans les dix jours qui ont suivi l'intervention.

On nous permettra donc de dire que l'opération est des plus bénignes, comparée aux opérations qu'on pratique chaque jour sur la cavité abdominale. Un des sujets traités par M. Championnière a été trépané trois fois (Obs. XI), un autre sujet l'a été quatre fois, par le même chirurgien, pour des douleurs de tête ; jamais la guérison ne s'est fait attendre.

Ces résultats, nous les devons uniquement à l'antisepsie, et l'on peut même dire que l'opération n'est pas praticable en dehors de l'application rigoureuse de la méthode de Lister. Mason-Waren qui a opéré, en 1867, dix malades, en a perdu cinq de méningite. Actuellement l'opération est à peu près inoffensive : ce point est pour nous d'une importance capitale, car nous ne nous croirions pas autorisé à prôner une opération présentant pour la vie de sérieux dangers, alors que cette opération aurait pour but de remédier à des accidents qui, en général, ne sont pas de ceux qui menacent l'existence dans un bref délai.

Nous devons ajouter que les malades la réclament (quoique, en général, ils s'exagèrent encore les dangers auxquels elle les expose) ; nous avons vu des malades venir à l'hôpital, demandant à être trépanés, encouragés qu'ils étaient par d'autres malades, améliorés ou guéris.

Voici donc deux points bien établis :

L'opération est bénigne. Elle est bien acceptée par le malade.

Voyons maintenant les résultats qu'elle nous donne et examinons quelques-unes des observations contenues dans le chapitre précédent.

Les observations I et II nous montrent que la trépanation fit cesser complètement des attaques épileptiformes, consécutives à des fractures anciennes : la première fut suivie de suppuration, mais nous ne devons pas oublier que ces deux opérations ont été pratiquées avant l'emploi de la méthode Listérienne. Ces observations sont assez concluantes par elles-mêmes, sans que nous soyions obligé d'insister.

Dans l'observation III, nous voyons les accidents persister après l'opération, opération incomplète, de l'avis même du chirurgien ; l'ablation de tout le foyer de la fracture est, en effet, absolument obligatoire pour assurer la guérison. Il est probable qu'une seconde opération, libérant complètement la surface cérébrale sous-jacente au foyer, aurait pu faire cesser les crises épileptiques.

Résultat inespéré dans l'observation IV où le trépan, appliqué quinze ans après l'accident, guérit absolument la malade, qui, revue dix mois après l'intervention, se trouvait bien portante.

Nous n'insisterons pas sur l'observation V où le diagnostic magistralement fait a conduit à une guérison complète : nous ferons remarquer seulement que l'ablation d'une très minime quantité de substance cérébrale environnant un foyer pathologique, ablation pour ainsi dire obligatoire, ne doit pas être considérée comme très dangereuse; mais nous nous élevons avec force contre la pratique consistant à enlever de propos délibéré une parcelle de substance cérébrale saine ou paraissant telle. L'observation VI (KEEN), dans laquelle ce fait est rapporté, est du reste incomplète, et nous paraît un peu sujette à caution. Il nous semble que la mise à nu de la région, cause des accidents, aurait largement suffi à les faire cesser. L'audace du chirurgien ne nous a montré dans ce cas que la force de résistance du malade. Cette observation nous fait voir que la rondelle osseuse et même les débris osseux, enlevés par la pince, peuvent, une fois replacés, reprendre et reformer une voûte crânienne indemne : nous ne voyons guère l'utilité de cette pratique. En effet, la baie de trépanation est bientôt comblée par un tissu fibreux, qui finit par acquérir une grande résistance et dispense les sujets opérés de porter une plaque protectrice : souvent, quelques années (et même quelques mois) après l'opération, il est impossible de sentir les battements cérébraux : bien mieux, il est quelquefois difficile de retrouver le point sur lequel le trépan a porté.

Dans les observations suivantes, qui ont trait à la trépanation dans l'épilepsie symptomatique, nous voyons la guérison survenir, ou sinon la guérison, du moins une grande amélioration dans la fréquence ou la durée des accidents. Aussi, sans les examiner les unes après les autres nous résumerons-nous en disant que : si l'effet heureux produit par la trépanation n'est pas toujours immédiat et complet, il n'en est pas moins certain que les malades ont été toujours sinon guéris radicalement, du moins considérablement améliorés. Ce n'est pas un mince résultat que d'obtenir, dans certains cas, une diminution dans la durée de l'attaque : en effet, certains malades pourront supporter un accès court qui ne les empêche pas de se livrer à un travail régulier, alors que de longs accès, suivis de fatigue de longue durée, rendront tout travail soutenu impossible.

Une autre réflexion, que nous désirons faire incidemment, a trait aux points douloureux : le trépan a une action très marquée dans ces cas et fait disparaître ces douleurs tenaces et insupportables qui rendent aux malades l'existence si pénible. Nous citerons à ce point de vue les observations XI, XIV et XXIII.

L'opération a également une influence manifeste

sur la cessation des troubles de la parole et sur le retour de l'intelligence, comme on peut le voir dans les observations IX et XVIII. Nous ne parlons pas des paralysies qui sont toujours considérablement améliorées.

Nous croyons devoir insister sur un fait qui se reproduit dans le plus grand nombre de nos observations, c'est la continuation des attaques d'épilepsie, dans les jours qui suivent l'opération et alors que l'agent de compression (esquille osseuse, tumeur, hématome) ou d'irritation (méningite localisée) a été enlevé. Nous l'attribuons, avec M. Championnière, à l'irritation de la substance cérébrale au niveau de la zone, point de départ des accidents, irritation qui est la conséquence presque forcée de l'opération. Ces attaques post-opératoires sont presque inévitables et ne doivent, en aucune façon, faire porter un pronostic fâcheux sur le résultat ultérieur de la trépanation.

Voyons maintenant le rôle joué par la trépanation dans les cas d'épilepsie vraie.

Si nous osions formuler librement l'opinion que nous nous sommes faite de l'épilepsie, nous dirions : L'épilepsie dite idiopatique n'est probablement pas une névrose : ce n'est pas plus une maladie sans lésion que l'ataxie locomotrice progressive, qui, elle aussi, était classée parmi les névroses, avant que l'anatomie pathologique vînt nous éclairer sur le siège de ses lésions. Plus nous allons, plus le nombre des épilepsies dites symptomatiques augmente. Aussi nous refusons-nous à admettre une classification dans l'épilepsie : pour nous elle est toujours symptomatique.

Considérez combien cette théorie, que nous donnons sous toutes réserves, est plus riche en applications thérapeutiques. En effet, la belladone, le bromure ou la valériane, n'ayant pas réussi dans le traitement de l'affection qui nous occupe, le praticien se croise les bras. Que faire contre une maladie qui ne reconnaît pas de lésions? C'est le *morbus sacer* des anciens; il n'y a plus qu'à s'incliner et à laisser agir la nature, c'est-à-dire à laisser les attaques devenir de plus en plus fréquentes. L'opération que nous proposons n'est certes pas un remède applicable à tous les cas d'épilepsie et qui devra être employé à tort et à travers, mais nous estimons que prise au début, l'épilepsie dite idiopathique est, dans un nombre restreint de cas, justiciable de la trépanation. On pourra trépaner un individu dont les accès ont débuté depuis peu et dont le mal s'aggrave rapidement comme fréquence et durée des attaques, alors même qu'il y aurait dans ses ascendants ou ses collatéraux des accidents comitiaux. Mais, nous dira-t-on, comment appliquer le trépan dans ce cas? Devra-t-on faire une ouverture au crâne sans aucun guide? A cela nous répondrons que si on examine attentivement le sujet pendant une de ses crises, il est bien rare qu'on ne soit pas frappé par la contracture particulière de certains muscles, ce qui, dans l'espèce, est un signe précieux, permettant de trépaner en bon lieu. D'autre part l'aura, lorsqu'elle existe, est bien connue du malade, qui nous la décrira bien, c'est un autre symptôme qui nous guidera dans l'opération.

Il existe d'autres cas plus rares, il est vrai, ou l'attaque d'épilepsie est accompagnée, dans les jours qui suivent, d'embarras de la parole ou d'hémiplégie faciale: ces cas nous montrent clairement qu'il se passe quelque chose d'anormal du côté du pied de la troisième circonvolution frontale ou le tiers inférieur des circonvolutions ascendantes, et ne laisseront pas la main de l'opérateur s'égarer.

Supposons qu'il n'existe aucune de ces indications, nous pouvons encore en trouver d'autres dans la palpation du crâne. On sait en effet que la boîte osseuse des individus épileptiques est fréquemment asymétrique : un des côtés présente, en général, une atrophie assez marquée, ou des saillies anormales et nous palpions, récemment encore, le crâne d'un enfant de sept ans, épileptique vrai depuis deux ans, dont la bosse pariétale du côté gauche présentait une saillie manifeste, contrastant avec les méplats environnants. Cette constatation,

coïncidant avec le fait d'une aura partant de la
main droite, nous a permis de penser qu'une application de trépan en ce lieu aurait pu, peut-être,
remédier aux accidents qui n'étaient pas encore
trop invétérés. Car, hâtons-nous de le dire, si pendant de longues années on laisse la maladie suivre son cours, si on laisse le système nerveux s'ha-
bituer pour ainsi dire aux accès, les chances de
guérison sont presque complètement perdues. Cependant nous avons lu une observation, où la cessation complète des attaques après trépanation a
eu lieu vingt ans après le début de la maladie,
(Holston) ; il s'agissait, il est vrai, dans ce cas,
d'épilepsie symptomatique.

Nous avouons que la plupart des observations de
trépanation dans l'épilepsie essentielle sont néga-
tives au point de vue du résultat: mais ces cas
malheureux ne doivent en aucune façon jeter de
l'ombre sur ceux où le résultat a été excellent.

Du reste quelle est la méthode qui au début n'a
eu que des succès à enregistrer ?

Dans aucun de nos cas nous n'avons eu d'ag-
gravation des symptômes morbides, et nous pouvons diviser nos observations en trois catégories.

1° Observation XII. — Guérison.

2° Observation XVI. — Amélioration dans le
nombre et la durée des attaques.

3' Dans les autres observations le résultat a été

négatif, ou bien l'opération a été faite depuis trop peu de temps pour qu'on puisse faire du résultat une appréciation juste.

Quelle que soit la théorie à laquelle on se rattache pour expliquer la pathogénie de l'épilepsie, on est bien forcé d'admettre, pour certains cas, la compression cérébrale, puisque, dans notre observation XII, le malade a été guéri par une simple ouverture permettant l'écoulement du liquide cépha- -rachidien. Aussi nous rallions-nous complète- ment à l'idée exprimée par Tissot, dans sa *Monographie sur l'épilepsie.* « Je suis convaincu, dit-il,
« que beaucoup d'attaques épileptiformes n'ont
« d'autre cause que la compression du cerveau par
« le crâne, et que toutes les fois qu'il y a lieu de
« soupçonner cette cause (et on doit la soup-
« çonner quand les accès sont constamment pro-
« duits par tout ce qui porte le sang à la tête),
« on ferait sagement d'essayer le trépan, lorsque
« la maladie élude l'effort des autres remèdes et
« est assez grave, et que le malade est assez coura-
« geux pour s'y soumettre. »

Nous ne voulons pas rapporter de nouveau ici, à l'appui de la thèse que nous soutenons, l'exemple fameux de ce jeune Français épileptique qui, étant en Italie, reçut un coup de couteau sur la région frontale et depuis n'eut plus une seule attaque. Nous voulons nous élever contre l'explication qui a été donnée de cette guérison bizarre. On a dit que l'épilepsie étant une névrose, une émotion subite (le coup de couteau dans ce cas), pouvait aussi bien la guérir que la faire naître. Nous avouons ne pas comprendre et nous préférons nous en tenir à notre théorie de la décompression cérébrale.

L'année dernière, M. Bergmann, dans une publication relative à l'application du trépan dans l'épilepsie, dit que cette opération ne doit être pratiquée que lorsque les convulsions commencent par un groupe musculaire bien déterminé. Cette condition est, il est vrai, très favorable pour guider l'opérateur, mais on ne doit pas, selon nous, s'abstenir alors même qu'elle ne serait pas remplie, car les convulsions localisées au début se généralisent rapidement, comme le fait a eu lieu dans notre observation XII, où la trépanation a guéri des attaques totales d'emblée.

Les troubles mentaux ne sont pas une contre-indication à l'application du trépan : nous pouvons en effet intervenir utilement sur une méningite localisée, sur un foyer de ramollissement très limité : la gravité de l'opération n'en sera pas augmentée pour cela.

Nous ne saurions trop, en terminant, appeler l'attention sur la nécessité de continuer, après l'opération du trépan, la médication bromurée ». Le bromure de potassium, dit Grasset, doit être un aliment pour l'épileptique même guéri. » Ce médicament, qui obtient parfois de merveilleux résultats, administré seul, sera un auxiliaire indispensable de la trépanation,

CONCLUSIONS

1° La trépanation est une opération bénigne lorsqu'elle est pratiquée sous le couvert de l'antisepsie.

2° Elle est indiquée formellement dans les accidents épileptiformes consécutifs à des foyers pathologiques crâniens.

3° Les chances de guérison seront d'autant plus grandes que l'opération aura été pratiquée plus tôt.

4° Le foyer pathologique devra être enlevé aussi complètement que possible.

5° La trépanation trouve également des indications conditionnelles dans certains cas d'épilepsie dite idiopathique. Ces conditions sont : 1° Le peu de temps écoulé depuis l'apparition des premières attaques; 2° La rapidité d'évolution de la maladie et la fréquence de plus en plus grande des accès.

6° La médication bromurée devra être continuée pendant plusieurs mois après la trépanation, alors même que tous les accidents auraient disparu, car l'opération est toujours suivie d'une période de congestion que le malade doit forcément traverser.

INDEX BIBLIOGRAPHIQUE

Baye (**J. de**). — *La trépanation préhistorique* (1876).

Bennett et Pearce Gould. — *British medical journal,* avril 1887.

Bergmann. — *Bulletin médical,* 1888, page 1370.

Boeckel (**Jules**). — *Examen critique des doctrines de la trépanation dans les plaies de tête.* Strasbourg et Paris, 1873.

Boutelle (**Sir James**). — Trephining in epilepsy. *British med. and. Surg. jour.* (1872, p. 121.)

Briggs. — *Trans. of the Americ. surg. Assoc.* (1885, II, p. 101.)

Broca (**Paul**). — Sur la topographie crânio-cérébrale. *Revue d'anthrop.*, 1876, tome V.

— *Sur la trépanation du crâne et les amulettes crâniennes à l'époque néolithique* (1877).

Championnière (**J.-L.**). — Trépanation du crâne faite le 22 novembre 1874 pour une fracture de la voûte sans plaie communicante. *Bull. de la Soc. de Ch.*, 17 mars 1875.

— Des indications tirées des localisations cérébrales pour la trépanation u crâne. (*Bull. de l'Acad. de Méd.*, séance du 9 janvier 18...)

— Des indications tirées des localisations cérébrales pour la trépanation du crâne, méthode opératoire. *Bull. de la Soc. de Ch.*, séance du 14 février 1877.

— Discussion sur les localisations cérébrales. *Bull. de la Soc. de Ch.*, séance du 26 décembre 1877.

Championnière (J.-L.). — Compte rendu de la Société de Chirurgie. Coup de feu dans la région temporale gauche. Trépanation. Guérison. *Journal de Méd. et de Ch. pratiques,* mars 1876.

— Des localisations cérébrales, du rôle qu'elles peuvent jouer dans le diagnostic et le traitement des maladies cérébrales. Trépan. *Journal de Méd. et de Ch. prat.,* octobre 1876.

— La trépanation guidée par les local. cérébrales. *Journal de méd. et de ch. prat.,* février 1876.

— Remarques au sujet du rapport de M. Gosselin sur la trépanation et les localisations cérébrales. *Journal de Méd. et de Ch. prat.,* juin 1877.

— *La trépanation guidée par les localisations cérébrales.* Paris, 1878.

— *Rapports à la société de chirurgie.* (1885-1888.)

Charrier (André). — *De l'épilepsie traumatique et de la trépanation comme moyen de traitement* (Thèse de Paris, 1875).

Echeverria (M. G.). — De la trépanation dans l'épilepsie par traumatismes du crâne. *Arch. gén. de méd.,* novembre et décembre 1878.

Ewen (Mac.). — Douze observations de trépanation. *Bull. méd.,* 88, p. 1055.

Féré (Ch.). — Note sur quelques points de la topographie du cerveau. *Soc. de biologie,* 8 janvier 1876.

Giacomini (C.). — *Topografia della scissura di Rolando.* (Torino, 1878.)

Horsley (Victor). — Remarks on ten consecutive cases of operations upon the brain. *British med. jour.,* 1887, p. 863.

Keen (W.). — Ablation d'une tumeur cérébrale. *Bull. méd.,* mai 1888.

Keen. — Trépanation pour épilepsie idiopathique. *Bull. méd.,* 11 juillet 1883.

Le Dentu. — Localisations cérébrales et trépanation. *Bull. de la soc. de chir.*, 1878.

Paris (Amédée). — *Mémoire sur la trépanation céphalique pratiquée par les indigènes de l'Aouress.* (Paris, 1865, A. Delahaye.)

Pozzi (Samuel). — Des localisations cérébrales au point de vue des indications du trépan. *Archives de méd.*, avril 1877.

Prunières. — *Mémoire sur les crânes perforés et les rondelles crâniennes de l'époque néolithique.* Congrès de Lille, 1874.

Rochard. — *Histoire de la chirurgie française au XIXe siècle.*

Sédillot. — *Soc. de méd. de Strasbourg*, 5 août 1869.

TABLE DES MATIÈRES

Avant-Propos 5

Historique.. 9

Localisations cérébrales.. 25

Moyen de déterminer la ligne Rolandique................................. 29

Manuel opératoire.. 33

Observations... 41

Considérations générales... 82

Conclusions.. 93

Index bibliographique.. 95

Le Mans. — Typographie Edmond Monnoyer